Metastasiertes Prostatakarzinom

Axel S. Merseburger · Marie C. Roesch
(Hrsg.)

Metastasiertes Prostatakarzinom

Diagnostik und Therapie

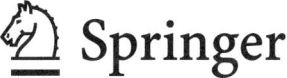

Hrsg.
Axel S. Merseburger
Klinik für Urologie
Universitätsklinikum Schleswig-Holstein
Campus Lübeck
Lübeck, Deutschland

Marie C. Roesch
Klinik für Urologie
Universitätsklinikum Schleswig-Holstein
Campus Lübeck
Lübeck, Deutschland

ISBN 978-3-662-67296-9   ISBN 978-3-662-67297-6 (eBook)
https://doi.org/10.1007/978-3-662-67297-6

Die Deutsche Nationalbibliothek verzeichnet diese Publikation in der Deutschen Nationalbibliografie; detaillierte bibliografische Daten sind im Internet über ► http://dnb.d-nb.de abrufbar.

© Der/die Herausgeber bzw. der/die Autor(en), exklusiv lizenziert an Springer-Verlag GmbH, DE, ein Teil von Springer Nature 2023

Das Werk einschließlich aller seiner Teile ist urheberrechtlich geschützt. Jede Verwertung, die nicht ausdrücklich vom Urheberrechtsgesetz zugelassen ist, bedarf der vorherigen Zustimmung des Verlags. Das gilt insbesondere für Vervielfältigungen, Bearbeitungen, Übersetzungen, Mikroverfilmungen und die Einspeicherung und Verarbeitung in elektronischen Systemen.
Die Wiedergabe von allgemein beschreibenden Bezeichnungen, Marken, Unternehmensnamen etc. in diesem Werk bedeutet nicht, dass diese frei durch jedermann benutzt werden dürfen. Die Berechtigung zur Benutzung unterliegt, auch ohne gesonderten Hinweis hierzu, den Regeln des Markenrechts. Die Rechte des jeweiligen Zeicheninhabers sind zu beachten.
Der Verlag, die Autoren und die Herausgeber gehen davon aus, dass die Angaben und Informationen in diesem Werk zum Zeitpunkt der Veröffentlichung vollständig und korrekt sind. Weder der Verlag noch die Autoren oder die Herausgeber übernehmen, ausdrücklich oder implizit, Gewähr für den Inhalt des Werkes, etwaige Fehler oder Äußerungen. Der Verlag bleibt im Hinblick auf geografische Zuordnungen und Gebietsbezeichnungen in veröffentlichten Karten und Institutionsadressen neutral.

Planung/Lektorat: Susanne Sobich
Springer ist ein Imprint der eingetragenen Gesellschaft Springer-Verlag GmbH, DE und ist ein Teil von Springer Nature.
Die Anschrift der Gesellschaft ist: Heidelberger Platz 3, 14197 Berlin, Germany

Inhaltsverzeichnis

Epidemiologie des metastasierten Prostatakarzinoms.......................... 1
Marten Müller, Axel S. Merseburger und Marie C. Roesch

Molekulare Mechanismen der Resistenzentstehung und pathologische Aspekte der Therapieplanung beim Prostatakarzinom.......................... 7
Verena Sailer und Sven Perner

Staging des metastasierten Prostatakarzinoms................................... 15
Martin Johannes Peter Hennig

Die Rolle der Strahlentherapie beim metastasierten hormonsensitiven Prostatakarzinom.. 23
Jennifer Le Guévelou, Tamer Soror und Thomas Zilli

Zytoreduktive Prostatektomie und Metastasektomie beim metastasierten Prostatakarzinom.. 39
Axel Heidenreich, Julian Heidenreich und David Pfister

Androgendeprivati-onstherapie beim metastasierten Prostatakarzinom...... 51
Peter Hammerer und Lukas Manka

Erstlinientherapie des metastasierten hormonsensitiven Prostatakarzinoms (mHSPC).. 63
Carsten-Henning Ohlmann und Philipp Mandel

Metastasiertes kastrationsresistentes Prostatakarzinom mit Therapiesequenz (mCRPC).. 77
Gunhild von Amsberg

Theranostik.. 93
Lukas Lunger, Matthias Eiber und Matthias M. Heck

Targeted Therapien und Immuntherapie 101
Markus Grabbert, August Sigle, Jakob Michaelis und Christian Gratzke

Moderne Aspekte der Osteoprotektion – Rationale und derzeitiger Status 109
Jozefina Casuscelli

Supportivtherapie und Komplikationsmanagement 119
Désirée Louise Dräger und Oliver Hakenberg

Serviceteil
Stichwortverzeichnis 139

Epidemiologie des metastasierten Prostatakarzinoms

Marten Müller, Axel S. Merseburger und Marie C. Roesch

Inhaltsverzeichnis

Das prostataspezifische Antigen (PSA) – 2

Krebsfrüherkennung in Deutschland – 3

Mutationen – 3

Auswirkungen der Corona-Pandemie – 4

Literatur – 5

© Der/die Autor(en), exklusiv lizenziert an Springer-Verlag GmbH, DE,
ein Teil von Springer Nature 2023
A. S. Merseburger und M. C. Roesch (Hrsg.), *Metastasiertes Prostatakarzinom*,
https://doi.org/10.1007/978-3-662-67297-6_1

Das Prostatakarzinom (PCa) ist mit einem Anteil von 24,6 % aller Krebsneuerkrankungen derzeitig das häufigste Karzinom beim Mann. Im Jahr 2018 wurden 65.200 Neuerkrankungen des PCa in Deutschland registriert. Etwa ein Drittel der Patienten befand sich zum Zeitpunkt der Diagnosestellung in einem fortgeschrittenen Stadium (UICC III/IV, d. h. ≥ T3 oder N+ oder M+) (Krebs in Deutschland für 2017/2018 2021).

Weltweit wurden 2017 etwa 1,3 Mio. neue PCa-Fälle sowie etwa 42.000 Todesfälle durch ein PCa dokumentiert. In 114 Ländern war das PCa die Krebserkrankung mit der höchsten Inzidenz bei Männern und in 56 Ländern die häufigste Todesursache unter den Krebserkrankungen bei Männern. Im Vergleich zum Jahr 2007 entspricht dies einem Anstieg um 42 % der jährlich neu gemeldeten Fälle (vgl. 940.000 Fälle im Jahr 2007). Dies kann unter anderem durch den demografischen Wandel, aber auch durch neue Diagnoseverfahren und Früherkennungsuntersuchungen erklärt werden (Cancer 2019).

Das prostataspezifische Antigen (PSA)

Eine elementare Diagnosemöglichkeit stellt das prostataspezifische Antigen (PSA), eine Serinprotease, dar, welche durch die Prostataepithelzellen sezerniert wird (Webber et al. 1995).

Bereits 1979 wurde eine sensitive Methode entwickelt, das PSA mit einer Konzentration von lediglich 0,10 ng/mL nachzuweisen. Zu diesem Zeitpunkt galt das PCa mit einer Inzidenz von etwa 17 % als das zweithäufigste Karzinom in den USA (Kuriyama et al. 1980). Die hohe Sensitivität des PSA-Screenings bestätigte sich, und so vervierfachte sich die Anzahl der Neuerkrankungen in den USA bereits 1992, unter anderem aufgrund der Etablierung dieses Verfahrens im klinischen Alltag, auf ca. 244.000 (Chadwick et al. 1991; Wingo et al. 1995). Um die Gefahr der Überdiagnostik zu limitieren, wurde durch die *US Food and Drug Administration (FDA)* bereits 1991 ein neuer Grenzwert von 4 ng/mL vorgegeben. Erst bei Überschreitung dieses Grenzwertes wurde nun eine Biopsie als weiterführende Diagnostik durchgeführt. Insgesamt verringerte sich in diesem Zeitraum die Mortalität des PCa um mehr als 53 %, v. a. resultierend aus einem überproportionalen Anteil an Patienten, die bei Erstdiagnose keine Metastasen aufwiesen (Catalona 2018). In den darauffolgenden Jahren kam es eher zu einer Überdiagnostik des PCa. Folglich wurde durch die *US Preventive Service Task Force (USPSTF)* in den Jahren 2008 und 2012 das Screening des PCa weiter angepasst, indem nur noch bestimmte Altersgruppen in die allgemeine Vorsorge mit einbezogen wurden (Sharma et al. 2021). Im Zeitraum von 2008 bis 2016 verringerte sich so der Anteil der an einem Screening teilnehmenden Männer von 61,8 % auf 50,5 %, jedoch stieg zeitgleich die Anzahl der Diagnosen eines metastasierten Prostatakarzinoms (mPCa) von 6,4 auf 9,0/100.000, wobei teils große regionale Unterschiede zwischen den Bundestaaten ausgemacht werden konnten. Es konnte aufgezeigt werden, dass in Bundestaaten mit einem stärkeren Rückgang des Screenings – aufgrund der neuen Vorgaben – ein stärkerer Anstieg der Inzidenz eines mPCa beobachtet werden konnte (Sharma et al. 2021). Aufgrund dieser Entwicklungen wurde die Empfehlung der *USPSTF* im Jahr 2018 erneut überarbeitet: Patienten zwischen dem 55. und 69. Lebensjahr sollten nun unter Betrachtung individueller Faktoren und Risikoabwägung einem Screening unterzogen werden. Eine generelle Empfehlung für das Screening von Männern im Alter von mehr als 70 Jahren wurde nicht herausgegeben (Force et al. 2018). Hervorgehoben wurde jedoch, dass v. a. Afroamerikaner zukünftig von einem Screening aufgrund der Krankheitsdynamik profitieren könnten (Catalona 2018).

Diese Empfehlung korreliert mit der Inzidenz des Prostatakarzinoms bei unterschiedlichen ethnischen Gruppen – so weisen Afroamerikaner in den USA die vergleichsweise höchste Inzidenz auf (Pernar et al. 2018). Afroamerikaner leiden häufiger an einem fortgeschrittenen PCa mit kürzeren progressionsfreien Intervallen (Catalona 2018), weshalb die Sterblichkeitsrate bei schwarzen Männern 2,4-mal höher im Vergleich zu weißen Männern liegt (Pernar et al. 2018).

Das PCa wird in den USA am häufigsten bei Männern zwischen dem 65.–74. Lebensjahr diagnostiziert, das mittlere Erkrankungsalter liegt derzeit bei etwa 67 Jahren. Die Prävalenz des mPCa kann in den USA mit 2,1 % für den Zeitraum von 2007 bis 2017 angegeben werden (Shore et al. 2021).

Krebsfrüherkennung in Deutschland

Im Vergleich dazu ist die Früherkennung in Deutschland anders strukturiert. Seit den 1970-er Jahren ist die digitale rektale Untersuchung (DRU) sowie die Untersuchung des äußeren Genitals und der Leistenlymphknoten für Männer ab dem 45. Lebensjahr Bestandteil des Krebsfrüherkennungsprogramms der gesetzlichen Krankenkassen (Bertz et al. 2010). Die Anzahl der jährlichen Neuerkrankungen stieg von ca. 17.000 Fällen im Jahr 1980, nach systematischer Etablierung des PSA-Screenings in den 1990-er Jahren (zu diesem Zeitpunkt etwa 29.000 Fälle pro Jahr), ebenfalls stark. Bis zum Jahr 2004 wuchs so die altersstandardisierte Erkrankungsrate um 150 %, die absolute Zahl aufgrund des demografischen Wandels sogar um 240 % (etwa 58.000 Fälle). Zeitgleich sank das mittlere Erkrankungsalter von etwa 73 Jahren (1980) auf 69 Jahre (Bertz et al. 2010). Dieser Anstieg fällt im Vergleich zu den USA nicht so stark aus. Dies lag vermutlich unter anderem daran, dass in Deutschland die PSA-Bestimmung zu dem damaligen Zeitpunkt kein Bestandteil der gesetzlichen Früherkennung war, sondern vielmehr eine kostenpflichtige Zusatzleistung. Die PSA-Bestimmung wird zusammen mit der DRU für die Früherkennung in der aktuellen deutschen S3-Leitlinie aufgeführt. Es zeigt sich hier eine Parallele zu den USA, denn auch in Deutschland wird eine PSA-Wert-Bestimmung im Rahmen der Früherkennung ab einem Lebensalter von mehr als 70 Jahren nicht mehr empfohlen (Leitlinienprogramm Onkologie der Arbeitsgemeinschaft der Wissenschaftlichen Medizinischen Fachgesellschaften e. V., AWMF, Oktober 2021). Jedoch kann die digital-rektale Untersuchung, die ein etabliertes Screeningverfahren darstellt, initial aufgrund der Tumorgröße oder Lage zunächst unauffällig sein. Dies ist bei etwa einem Drittel aller Patienten der Fall, auch wenn zu einem späteren Zeitpunkt ein Tumor nachgewiesen werden kann. In Zusammenschau mit dem initialen PSA-Wert, der Anstiegsgeschwindigkeit sowie der Verdopplungszeit des PSA-Werts kann die Aussagekraft des Screenings gesteigert werden. In Bezug auf das mPCa kann außerdem ein erhöhter Kalzium-Wert im Serum, sowie eine erhöhte alkalische Phosphatase den Hinweis auf eine ossäre Metastasierung liefern (Merseburger et al. 2022).

> Im Jahr 2019 verstarben in Deutschland etwa 15.000 Menschen an einem Prostatakarzinom, 60 % mehr als noch 1980 (Krebs in Deutschland für 2017/2018 2021; Bertz et al. 2010).

Mutationen

Im Zuge neuer molekularer Diagnosemöglichkeiten spielt heutzutage für das mPCa zunehmend die Mutationsanalyse eine Rolle. Es hat sich gezeigt, dass bei ca. 28 %

der Patienten mit einem metastasierten kastrationsresistenten Prostatakarzinom (mCRPCa) Mutationen im Tumorgewebe nachgewiesen werden können, welche beispielsweise die DNA-Reparaturprozesse direkt oder indirekt beeinflussen (de Bono et al. 2020). Einen wesentlichen Anteil hierbei machen die *BRCA-2*-Mutationen mit etwa 13 % aus (Robinson et al. 2015).

> Eine Kastrationsresistenz bedeutet hierbei trotz supprimiertem Serum-Testosteron unterhalb von 50 ng/dL (1,7 nmol/L) entweder ein biochemischer Progress in Form dreier aufeinanderfolgender PSA-Anstiege um mehr als 50 % über dem Nadir und einem Wert über 2 ng/mL in einem Abstand von mindestens einer Woche oder ein radiologischer Progress in Form von zwei oder mehr neuen Knochenläsionen oder einer neuen Weichteilläsion (EAU Guidelines Office).

Im Allgemeinen haben erstgradig Verwandte eines an einem PCa-Erkrankten ein etwa doppelt so hohes Risiko im Vergleich zur Normalbevölkerung, an einem PCa zu erkranken. Bei einer nachgewiesenen *BCRA-1*-Mutation erhöht sich dieses Risiko um den Faktor 4 und bei einer *BRCA-2*-Mutation sogar um den Faktor 9 (Merseburger et al. 2021). Es hat sich auch gezeigt, dass die Krebsinzidenzrate eines PCa pro 1000 Personenjahre bei einem Mutationsträger *(BRCA-2)* um etwa 60 % im Verglich zu einem Nicht-Mutationsträger erhöht ist (Page et al. 2019). Darüber hinaus sind die Patienten, die Träger einer *BRCA-2*-Mutation sind, zum Zeitpunkt der Diagnose mit 61 Jahren deutlich jünger und haben eine höhere Wahrscheinlichkeit eines klinisch komplexen und aggressiveren Verlaufs (Merseburger et al. 2021; Page et al. 2019). Dies spiegelt sich unter anderem in der Dauer bis zur Kastrationsresistenz wider: Während bei Nicht-Mutationsträgern etwa 49 Monate bis zum mCRPC vergehen, sind es bei *BRCA-2*-Mutationsträgern lediglich etwa 8 Monate (Matveev et al. 2019). Dies hat jedoch nicht nur einen prognostischen Wert, sondern offenbart auch neue Therapiemöglichkeiten. So ist beispielsweise Olaparib, ein PARP-Inhibitor, seit November 2020 für die Behandlung eines *BRCA-1/2*-mutierten mCRPC in der EU zugelassen (AstraZeneca 2020; EUR-POEAN-MEDICINES-AGENCY).

Auch das zeitliche Auftreten der Metastasierung nimmt weiteren Einfluss auf die Kastrationsresistenz: Während sich bei einem primär metastasierten (synchronen) PCa ein deutlich kürzerer Übergang in die Kastrationsresistenz zeigt (etwa 12 Monate), weist das Rezidiv des Primärtumors (metachrones Geschehen) eine Dauer von etwa 54 Monaten bis zum mCRPC auf. Aufgrund des deutlich schnelleren Fortschreitens bei synchroner Metastasierung halbiert sich so das mediane Überleben im Vergleich zu metachroner Metastasierung beinahe (Merseburger et al. 2022).

> Im metastasierten Stadium liegt die relative 10-Jahres-Überlebesrate bei etwa 15 % (Merseburger et al. 2022).

Auswirkungen der Corona-Pandemie

Im Zuge der Corona-Pandemie kam es in Deutschland zu einem deutlichen Rückgang des Patientenaufkommens in der stationären Versorgung. Bei Patienten, die an einer bösartigen Neubildung der Prostata erkrankt waren oder neu erkrankt sind (vgl. DRG C.61), reduzierte sich das Patientenaufkommen um 11,2 % gegenüber dem Vorjahreszeitraum. Bei den onkologisch ambulant betreuten Patienten kam es in der zweiten Märzhälfte 2020 sogar zu einem Rückgang von 40 %, dies beinhaltet jedoch nicht explizit nur Patienten mit einem PCa (Krebs in Deutschland für 2017/2018 2021). Ein Rückschluss auf die Prävalenz und Inzidenz des

PCa lässt sich zu diesem Zeitpunkt aufgrund fehlender Daten noch nicht ableiten. Jedoch kam es aufgrund des Lockdowns und der damit verbundenen Einschränkungen im klinischen Alltag durchaus zu Schwierigkeiten bei der adäquaten Patientenversorgung. In einer Datenerhebung einiger Universitätskliniken Deutschlands zeigte sich, dass etwa 20 % der uroonkologischen Patienten in dem Zeitraum von Februar bis März 2020 von ihrer regulären Therapie abwichen und etwa ein Drittel die vorgesehenen Nachsorgetermine nicht regulär wahrnehmen konnten. So musste bei etwa einem Drittel aller Patienten die radiologische Kontrolle und bei etwa 45 % der Patienten die laborchemische Kontrolle verschoben werden. Bei Patienten mit einem mCRPC unter laufender Chemotherapie kam es in etwa 10 % der Fälle zu einer Therapieverzögerung um mehr als 2 Wochen (Struck et al. 2022).

Im internationalen Vergleich spiegelt sich diese Versorgungslücke ebenfalls wider. In den USA, Kanada und Spanien konnte für einen ähnlichen Zeitraum (März bis April 2020) eine deutlich höhere 30-Tages-Mortalität für Patienten mit einem PCa und laufender Systemtherapie gezeigt werden (Struck et al. 2022).

Dennoch werden in den USA für das Jahr 2021 schätzungsweise ca. 248.000 neue Fälle erwartet, das entspricht einem Anteil von 13,1 % aller Krebsneuerkrankungen und zeigt sich demnach relativ konstant im Vergleich zu den Jahren vor der Corona-Pandemie (Institute 2021). In Deutschland werden für das Jahr 2022 etwa 70.000 Neuerkrankungen des PCa erwartet, was einer Zunahme um etwa 8 % im Vergleich zum Jahr 2018 entspricht (Krebs in Deutschland für 2017/2018 2021).

Literatur

AstraZeneca (2020) Lynparza approved in the EU for the treatment of BRCA-mutated metastatic castration-resistant prostate cancer. ▶ https://www.astrazeneca.com/media-centre/press-releases/2020/lynparza-approved-in-the-eu-for-prostate-cancer.html. Zugegriffen: 31. Jan. 2023

Bertz J, Dahm S, Haberland J et al (2010) Verbreitung von Krebserkrankungen in Deutschland. Robert Koch-Institut. ▶ https://edoc.rki.de/bitstream/handle/176904/3226/23GSS31yB0GKUhU.pdf?sequence=1&isAllowed=y. Zugegriffen: 17. Febr. 2022

Cancer GBoD (2019) Global, regional, and national cancer incidence, mortality, years of life lost, years lived with disability, and disability-adjusted life-years for 29 cancer groups, 1990 to 2017: a systematic analysis for the global burden of disease study. JAMA Oncol 5(12):1749–1768. ▶ https://doi.org/10.1001/jamaoncol.2019.2996

Catalona WJ (2018) Prostate cancer screening. Med Clin North Am 102(2):199–214. ▶ https://doi.org/10.1016/j.mcna.2017.11.001

Chadwick DJ, Kemple T, Astley JP et al (1991) Pilot study of screening for prostate cancer in general practice. Lancet 338(8767):613–616. ▶ https://doi.org/10.1016/0140-6736(91)90615-v

de Bono J, Mateo J, Fizazi K et al (2020) Olaparib for metastatic castration-resistant prostate cancer. N Engl J Med 382(22):2091–2102. ▶ https://doi.org/10.1056/NEJMoa1911440

EAU European Association of Urology (2022) The Netherlands. EAU guidelines. ▶ https://uroweb.org/guidelines/prostate-cancer/chapter/treatment. Zugegriffen: 13. Sept. 2022

EUROPEAN-MEDICINES-AGENCY (2022) Lynparza (Olaparib) Übersicht über Lynparza und warum es in der EU zugelassen ist. ▶ https://www.ema.europa.eu/en/documents/overview/lynparza-epar-medicine-overview_de.pdf. Zugegriffen: 05. März. 2022

Force USPST, Grossman DC, Curry SJ et al (2018) Screening for prostate cancer: US preventive services task force recommendation statement. JAMA 319(18):1901–1913. ▶ https://doi.org/10.1001/jama.2018.3710

Institute NC (2021) Cancer stat facts: prostate cancer. ▶ https://seer.cancer.gov/statfacts/html/prost.html. Zugegriffen: 17. Febr. 2022

Krebs in Deutschland für 2017/2018 (2021) Robert Koch-Institut und Gesellschaft der epidemiologischen Krebsregister in Deutschland e. V. (Hrsg). ▶ https://www.krebsdaten.de/Krebs/DE/Content/Publikationen/Krebs_in_Deutschland/kid_2021/krebs_in_deutschland_2021.pdf;jsessionid=9BA49F27D08F12E254A98BDDBB4A23F9.internet121?__blob=publicationFile. Zugegriffen: 13. Sept. 2022

Kuriyama M, Wang MC, Papsidero LD et al (1980) Quantitation of prostate-specific antigen in serum by a sensitive enzyme immunoassay. Cancer Res

40(12):4658–4662. ► https://www.ncbi.nlm.nih.gov/pubmed/6159971

Leitlinienprogramm Onkologie der Arbeitsgemeinschaft der Wissenschaftlichen Medizinischen Fachgesellschaften e. V. (AWMF), Oktober 2021. S3-Leitlinie Prostatakarzinom. ► https://www.leitlinienprogramm-onkologie.de/fileadmin/user_upload/Downloads/Leitlinien/Prostatatkarzinom/Version_6/LL_Prostatakarzinom_Kurzversion_6.2.pdf. Zugegriffen: 10. Sept. 2022

Matveev VB, Kirichek AA, Filippova MG et al (2019) Impact of germline BRCA2 and CHEK2 mutations on time to castration resistance in patients with metastatic hormone-nave prostate cancer. Urologiia (5):79–85

Merseburger AS, Waldron N, Ribal MJ et al (2021) Genomic testing in patients with metastatic castration-resistant prostate cancer: a pragmatic guide for clinicians. Eur Urol 79(4):519–529. ► https://doi.org/10.1016/j.eururo.2020.12.039

Merseburger AS, Krabbe LM, Krause BJ et al (2022) The treatment of metastatic, hormone-sensitive prostatic carcinoma. Dtsch Arztebl Int 2022 119: 622–132. ► https://doi.org/10.3238/arztebl.m2022.0294

Page EC, Bancroft EK, Brook MN et al (2019) Interim results from the IMPACT study: evidence for prostate-specific antigen screening in BRCA2 mutation carriers. Eur Urol 76(6):831–842. ► https://doi.org/10.1016/j.eururo.2019.08.019

Pernar CH, Ebot EM, Wilson KM et al (2018) The epidemiology of prostate cancer. Cold Spring Harb Perspect Med 8(12). ► https://doi.org/10.1101/cshperspect.a030361

Robinson D, Van Allen EM, Wu YM et al (2015) Integrative clinical genomics of advanced prostate cancer. Cell 161(5):1215–1228. ► https://doi.org/10.1016/j.cell.2015.05.001

Sharma V, Venkataramana A, Comulada WS et al (2021) Association of reductions in PSA screening across states with increased metastatic prostate cancer in the United States. American Society of Clinical Oncology

Shore N, Oliver L, Shui I et al (2021) Systematic literature review of the epidemiology of advanced prostate cancer and associated homologous recombination repair gene alterations. J Urol 205(4):977–986. ► https://doi.org/10.1097/JU.0000000000001570

Struck JP, Schnoor M, Schulze A et al (2022) Impact of COVID-19 crisis on medical care of patients with metastasized uro-oncologic disease under systemic cancer therapy: a multicenter study in German university hospitals. World J Urol 40(2):409–418. ► https://doi.org/10.1007/s00345-021-03868-2

Webber MM, Waghray A, Bello D (1995) Prostate-specific antigen, a serine protease, facilitates human prostate cancer cell invasion. Clin Cancer Res 1(10):1089–1094. ► https://www.ncbi.nlm.nih.gov/pubmed/9815898

Wingo PA, Tong T, Bolden S (1995) Cancer statistics, 1995. CA Cancer J Clin 45(1):8–30. ► https://doi.org/10.3322/canjclin.45.1.8

Molekulare Mechanismen der Resistenzentstehung und pathologische Aspekte der Therapieplanung beim Prostatakarzinom

Verena Sailer und Sven Perner

Inhaltsverzeichnis

Resistenzentwicklung unter antiandrogener Therapie – 8

Anpassungsmechanismen des Androgen-Pathways – 8

Splicing – 9

Anpassungsmechanismus relevant für Therapie – 9

DNA-Reparaturdefekte – 10

Neuroendokrine Transformation – 11

Literatur – 12

© Der/die Autor(en), exklusiv lizenziert an Springer-Verlag GmbH, DE, ein Teil von Springer Nature 2023
A. S. Merseburger und M. C. Roesch (Hrsg.), *Metastasiertes Prostatakarzinom*, https://doi.org/10.1007/978-3-662-67297-6_2

Resistenzentwicklung unter antiandrogener Therapie

Bei Patienten mit fortgeschrittenem und metastasiertem Prostatakarzinom ist die Hormontherapie – Androgenentzug oder Blockade des Androgensignalwegs – die entscheidende Säule der Therapieplanung. Unter diesem Therapiedruck kommt es zur Entwicklung von Anpassungsmechanismen des Tumors, um die Hormontherapie zu umgehen. Daher unterscheidet sich das molekulare Profil eines breit vortherapierten, metastasierten und kastrationsresistenten Prostatakarzinoms (mCRPC) deutlich von demjenigen eines therapienaiven Tumors. Dies zeigt sich insbesondere an der Modifikation des Androgenrezeptors, die in Form von Veränderungen der Genkopienzahl oder anderer struktureller genomischer Veränderungen sowie Mutationen entstehen.

Anpassungsmechanismen des Androgen-Pathways

In therapienaiven Prostatakarzinomen sind strukturelle Modifikationen oder Mutationen des Androgenrezeptors nahezu nicht vorhanden. Im Vergleich hierzu finden sich Amplifikationen und Mutationen des Androgenrezeptors in mehr als 70 % aller kastrationsresistenten metastasierten Prostatakarzinome (Cancer Genome Atlas Research 2015). Diese Evolution der Tumorzellen perpetuiert die transkriptionale Aktivität des Androgenrezeptors, welche wiederum die PSA-Expression steuert, und führt somit zur Kastrationsresistenz (Attard et al. 2009).

Der Androgenrezeptor ist auf dem langen Arm des X-Chromosoms lokalisiert und besteht aus einem Gen-Body und einem Verstärker, der vor dem Gen-Body liegt. Das Gen codiert für vier funktionale Abschnitte: eine ligandenbindende und eine DNA-bindende Domain (LBD/DBD) und eine „hinge region", die zwischen LBD und DBD liegt, sowie eine N-terminale Region (NTD) (◘ Abb. 1).

Amplifikationen des Androgenrezeptors sind ein häufiges Ereignis unter Therapiedruck. Sie treten sowohl in der Verstärkerregion als auch im Gen-Body auf, die häufig ko-amplifiziert sind (Kwan und Wyatt 2022). Dieser Mechanismus kann zu einer Überexpression des Androgenrezeptors führen und somit eine antiandrogene Therapie unterminieren.

Ein weiterer Anpassungsmechanismus sind strukturelle genomische Verände-

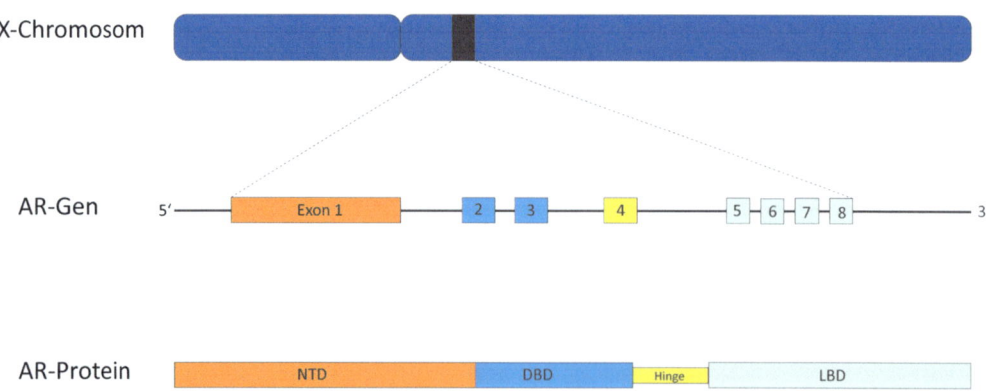

◘ Abb. 1 Schematische Darstellung der genomischen Struktur des Androgenrezeptors und des Proteins. NTD: N-terminale Region, DBD: DNA-bindende Domain, LBD: ligandenbindende Domain

rungen des Androgenrezeptors (AR-GSR) (Henzler et al. 2016).

Hierbei handelt es sich um
- Translokationen,
- Deletionen,
- Inversionen und
- Duplikationen.

Die jeweiligen Bruchpunkte liegen über den Gen-Body des Androgenrezeptors verteilt. Sowohl die Art der AR-GSR als auch die Bruchpunkte sind heterogen. Die subklonale Anreicherung der AR-GSR zeigen ebenfalls eine erhebliche Heterogenität sowohl im einzelnen Patienten als auch in verschiedenen Patienten. Trotz dieser Heterogenität resultieren viele der AR-GSR in trunkierten Proteinen ohne ligandenbindende Domain, die konstitutiv aktiv sind und somit zur Therapieresistenz beitragen (Henzler et al. 2016).

Splicing

Der häufigere Mechanismus, der zu einem solchen trunkierten Protein mit intrinsischer transkriptionaler Aktivität führt, ist alternatives Spleißen („alternative splicing"). Hierunter wird die Herstellung verschiedener mRNA-Moleküle, die nach Translation in unterschiedliche Proteine resultieren, aus einem einzigen Gen verstanden. Häufig werden Exons in der mRNA entweder weggelassen oder eingebaut. Eine der am besten untersuchten Splice-Varianten des Androgenrezeptors ist AR-V7. Dieser Proteinvariante fehlen die ligandenbindende Domain und die Hinge-Domain. Die ligandenbindende Domain ist die Zielstruktur aller gebräuchlichen Medikamente, die mit dem Androgensignalweg interferieren. Die DNA-bindende Domain, verantwortlich für die Dimerisierung des Androgenrezeptors sowie für die Interaktion mit der DNA, und die N-terminale Domain, die die transkriptionale Aktivität des Androgenrezeptors vermittelt, sind hingegen Bestandteil der AR-V7-Variante (Antonarakis et al. 2016; Paschalis et al. 2018). Der Nachweis von AR-V7 auf zirkulierenden Tumorzellen ist mit einer Resistenz gegenüber Enzalutamid und Abirateron assoziiert (Antonarakis et al. 2014).

> Amplifikationen, strukturelle genomische Veränderungen und Hotspot-Mutationen des Androgenrezeptors treten erst in mCRPC auf und sind in primären Prostatakarzinomen nahezu nicht vorhanden.

Mutationen sind seltener und finden sich in der ligandenbindenden Domain mit 4 Hotspot-Mutationen. Sie setzen unter anderem die Spezifität für Liganden herab, sodass auch andere endogene Steroide wie Östrogen den Androgenrezeptorsignalweg aktivieren können (Shiota et al. 2022) (◘ Abb. 2).

Anpassungsmechanismus relevant für Therapie

Der Nachweis der oben genannten Anpassungsmechanismen des Androgenrezeptors hat in Subgruppen von Patienten klinische Relevanz. So konnte gezeigt werden, dass AR-GSR-Treiber eine primären Therapieresistenz sind (Annala et al. 2018). Patienten mit Nachweis einer AR-Amplifikation im Plasma scheinen eher von einer Therapie mit Docetaxel zu profitieren, während Patienten mit normalem AR-Status eher von einer Therapie mit einem Androgenrezeptorinhibitor profitieren könnten (Conteduca et al. 2019). Die Splice-Variante AR-V7 ist mit einer Resistenz gegen Androgenrezeptorinhibitoren assoziiert (Antonarakis et al. 2016). Ähnlich sind Hotspot-Mutationen (H875Y oder T878A) in der LBD des Androgenrezeptor-Gens mit einer Resistenz gegenüber Enzalutamid vergesellschaftet. Die Kombination von Glukokortikoiden und Abirateron kann auch bei Mutati-

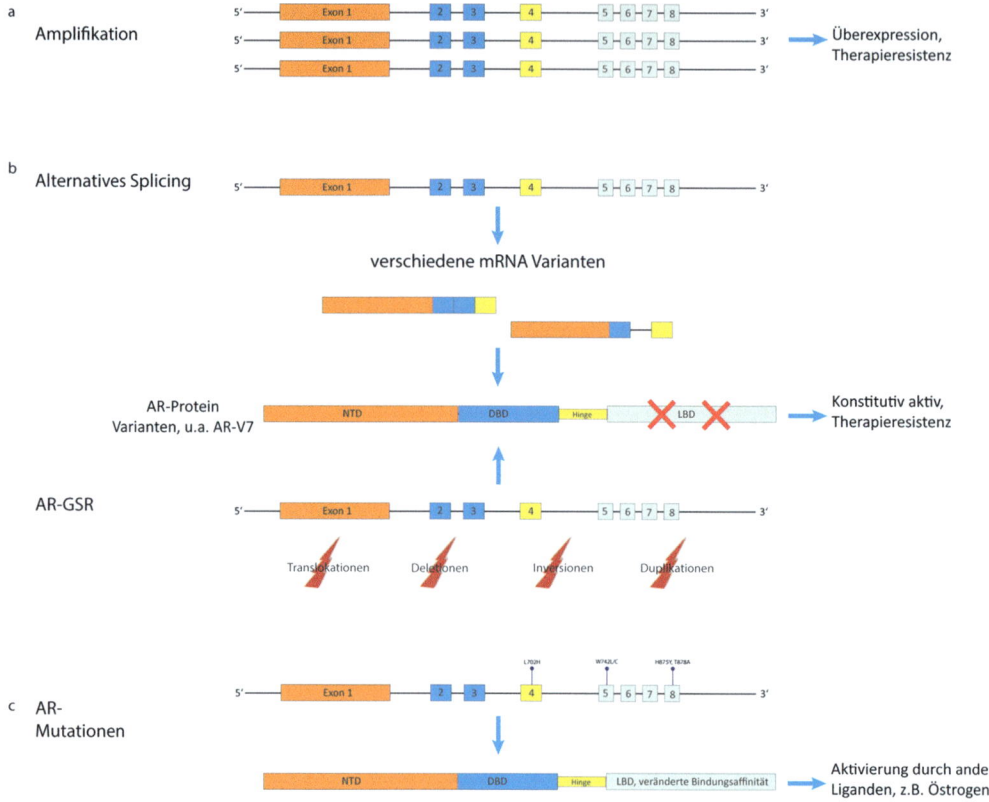

◼ **Abb. 2** Amplifikationen des Androgenrezeptors sind das häufigste Ereignis im mCRPC **(a)** Sowohl alternatives Spleißen als auch strukturelle genomische Veränderungen des Androgenrezeptors führen zu einem trunkierten, konstitutiv aktiven Rezeptorprotein **(b)** Mutationen im Androgenrezeptor bewirken eine Änderung der Bindungsaffinität, sodass die Signalkaskade auch durch unspezifische Aktivierung, z. B. durch Östrogene, ausgelöst werden kann **(c)**

onen des Androgenrezeptors wirksam sein, wobei nicht alle Glukokortikoide gleichsam geeignet sind. So wirkt Prednison, aber nicht Dexamethason aktivierend auf die in ihrer Konformität und damit Bindungsaffinität durch eine L702H-Mutation alterierte LBD. Bei Patienten mit dieser Mutation scheint daher die Gabe von Dexamethason vorteilhafter zu sein (Shiota et al. 2022; Snaterse et al. 2022).

DNA-Reparaturdefekte

Der DNA-Reparaturmechanismus der homologen Rekombination (HR) ist die Voraussetzung für eine fehlerfreie DNA-Reparatur. Ist dieser Weg durch pathologische Mutationen kompromittiert, resultieren genomische Instabilität und ein erhöhtes Krebsrisiko. Gleichzeitig eröffnen sich aber auch Therapiemöglichkeiten mit Inhibitoren der Poly-ADP-Ribose-Polymerase (PARP). Bei etwa 12–14 % aller Patienten mit mCRPC können genetische Defekte im DNA-Reparaturweg in der Keimbahn oder im Tumorgewebe (somatisch) nachgewiesen werden (Abida et al. 2019; Pritchard et al. 2016). Keimbahn- und somatische Mutationen finden sich am häufigsten in *BRCA2* und *ATM*. Der molekularpathologische Nachweis einer Mutation in BRCA1/2, entweder im Tumorgewebe oder in der Keimbahn, ist die Voraussetzung für eine Therapie mit einem PARP-1-Inhibitor (Olaparib). Hierzu wird das gesamte Exom beider Gene sequenziert, da die Mutationen über die Genlänge verteilt sind. Bei der erweiterten Testung der homologen Rekombinationsdefizienz (HRD) werden weitere zentrale Gene der HR wie *ATM*, *CHEK2* oder RAD51 getestet. Bislang ist der prädiktive Wert von pathologischen Mutationen in Non-BRCA1/2-Genen der HR für ein Ansprechen auf eine PARP-Inhibitor-Therapie nicht abschließend geklärt (McNevin et al. 2022).

Neuroendokrine Transformation

Veränderungen des Androgenrezeptors sind heterogen und zeigen eine hohe Variabilität und sind häufig subklonal. Trotz Nachweis dieser Resistenzmechanismen sind meist noch klonale Tumorzellpopulationen vorhanden, die für Wachstum und Proliferation den androgenen Stimulus benötigen. Eine vollständige Androgenresistenz geht häufig mit Entwicklung eines neuroendokrinen Phänotyps einher.

Diese aggressive Variante ist klinisch gekennzeichnet durch
- das Auftreten viszeraler Metastasten und von Tumormassen im Becken,
- einen niedrigen PSA-Wert als Ausdruck der Androgenunabhängigkeit sowie
- prädominant osteolytische Knochenmetastasen (Merkens et al. 2022).

Zudem tritt sie häufig nach kurzer Dauer einer antiandrogenen Therapie, meist Enzalutamid oder Abirateron, auf.

> In der neuen WHO-Klassifikation (2022) sind diese Tumoren als eigene Entität – therapieassoziiertes neuroendokrines Prostatakarzinom (t-NEPC) – aufgenommen worden (WHO 2022).

Histopathologisch ist häufig ein typisches kleinzelliges Wachstumsmuster nachweisbar (◘ Abb. 3), aber auch großzellig neu-

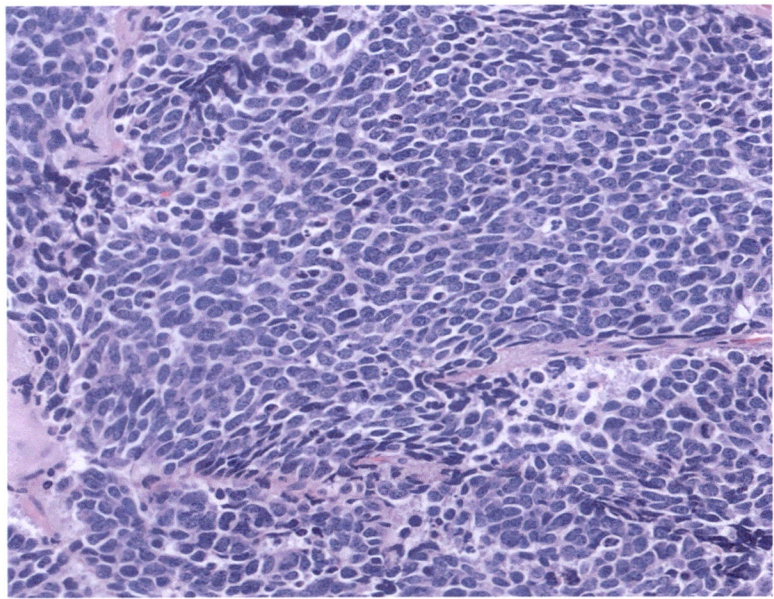

◘ Abb. 3 Kleinzellig transformiertes Prostatakarzinom in einer Weichgewebsmetastase. Solides Wachstum ohne residuelle Drüsenbildung mit zahlreichen Apoptosen und Mitosen

roendokrine Karzinome fallen in diese Kategorie. Ein gemischtes Wachstum mit Anteilen eines meist High-grade-Adenokarzinoms sowie eines neuroendokrin transdifferenzierten Tumors ist häufig. Die Expression des Androgenrezeptors ist reduziert oder ganz verloren. Immunhistochemisch lassen sich häufig Marker einer neuroendokrinen Differenzierung wie Synaptophysin und Chromogranin A auf der Oberfläche der Tumorzellen nachweisen. Pathogenetisch handelt es sich bei den t-NEPC um transdifferenzierte mCRPC nach antiandrogener Therapie. Sie sind gekennzeichnet durch einen Verlust von *TP53*, *RB1* und *PTEN* (WHO 2022).

› Therapieassoziierte neuroendokrine Prostatakarzinome (t-NEPC) können sich rasch unter antiandrogener Therapie entwickeln und führen zu einem deutlich verkürzten Gesamtüberleben.

Die oben genannten Anpassungsreaktionen unter systemischer Therapie sind häufig auf subklonaler Ebene etabliert und in verschiedenen metastatischen Lokalisationen nicht gleich verteilt. Es handelt sich um hochdynamische genomische Anpassungsprozesse.

› Dies unterstreicht, dass das Krankheitsstadium des metastasierten kastrationsresistenten Prostatakarzinoms ein komplexes und sich entwickelndes System ist, dem sowohl in der molekularpathologischen Diagnostik als auch in der Therapieplanung Rechnung getragen werden muss.

Sequenzielle Biopsien verschiedener metastatischer Läsionen und deren genomische Charakterisierungen zur Präzisierung des klinischen Managements sollten angesichts der starken Heterogenität des mCRPC niedrigschwellig durchgeführt werden.

Literatur

Abida W, Cyrta J, Heller G, Prandi D, Armenia J, Coleman I, Cieslik M, Benelli M, Robinson D, Van Allen EM, Sboner A, Fedrizzi T, Mosquera JM, Robinson BD, De Sarkar N, Kunju LP, Tomlins S, Wu YM, Nava Rodrigues D, Loda M, Gopalan A, Reuter VE, Pritchard CC, Mateo J, Bianchini D, Miranda S, Carreira S, Rescigno P, Filipenko J, Vinson J, Montgomery RB, Beltran H, Heath EI, Scher HI, Kantoff PW, Taplin ME, Schultz N, de-Bono JS, Demichelis F, Nelson PS, Rubin MA, Chinnaiyan AM, Sawyers CL (2019) Genomic correlates of clinical outcome in advanced prostate cancer. Proc Natl Acad Sci U S A 116:11428–11436

Annala M, Vandekerkhove G, Khalaf D, Taavitsainen S, Beja K, Warner EW, Sunderland K, Kollmannsberger C, Eigl BJ, Finch D, Oja CD, Vergidis J, Zulfiqar M, Azad AA, Nykter M, Gleave ME, Wyatt AW, Chi KN (2018) Circulating tumor DNA genomics correlate with resistance to abiraterone and enzalutamide in prostate cancer. Cancer Discov 8:444–457

Antonarakis ES, Armstrong AJ, Dehm SM, Luo J (2016) Androgen receptor variant-driven prostate cancer: clinical implications and therapeutic targeting. Prostate Cancer Prostatic Dis 19:231–241

Antonarakis ES, Lu C, Wang H, Luber B, Nakazawa M, Roeser JC, Chen Y, Mohammad TA, Chen Y, Fedor HL, Lotan TL, Zheng Q, De Marzo AM, Isaacs JT, Isaacs WB, Nadal R, Paller CJ, Denmeade SR, Carducci MA, Eisenberger MA, Luo J (2014) AR-V7 and resistance to enzalutamide and abiraterone in prostate cancer. N Engl J Med 371:1028–1038

Attard G, Cooper CS, de Bono JS (2009) Steroid hormone receptors in prostate cancer: a hard habit to break? Cancer Cell 16:458–462

Cancer Genome Atlas Research N (2015) The molecular taxonomy of primary prostate cancer. Cell 163:1011–1025

Conteduca V, Jayaram A, Romero-Laorden N, Wetterskog D, Salvi S, Gurioli G, Scarpi E, Castro E, Marin-Aguilera M, Lolli C, Schepisi G, Maugeri A, Wingate A, Farolfi A, Casadio V, Medina A, Puente J, Vidal MJM, Morales-Barrera R, Villa-Guzman JC, Hernando S, Rodriguez-Vida A, Gonzalez-Del-Alba A, Mellado B, Gonzalez-Billalabeitia E, Olmos D, Attard G, De Giorgi U (2019) Plasma androgen receptor and docetaxel for metastatic castration-resistant prostate cancer. Eur Urol 75:368–373

Henzler C, Li Y, Yang R, McBride T, Ho Y, Sprenger C, Liu G, Coleman I, Lakely B, Li R, Ma S, Landman SR, Kumar V, Hwang TH, Raj GV, Higano CS, Morrissey C, Nelson PS, Plymate SR, Dehm SM (2016) Truncation and constitutive activation of the androgen receptor by diverse genomic rearrangements in prostate cancer. Nat Commun 7:13668

Kwan EM, Wyatt AW (2022) Androgen receptor genomic alterations and treatment resistance in metastatic prostate cancer. Prostate 82(Suppl 1):S25–S36

McNevin CS, Cadoo K, Baird AM, Finn SP, McDermott R (2022) PARP inhibitors in advanced prostate cancer in tumors with DNA damage signatures. Cancers (Basel) 14(19):4751

Merkens L, Sailer V, Lessel D, Janzen E, Greimeier S, Kirfel J, Perner S, Pantel K, Werner S, von Amsberg G (2022) Aggressive variants of prostate cancer: underlying mechanisms of neuroendocrine transdifferentiation. J Exp Clin Cancer Res 41:46

Paschalis A, Sharp A, Welti JC, Neeb A, Raj GV, Luo J, Plymate SR, de Bono JS (2018) Alternative splicing in prostate cancer. Nat Rev Clin Oncol 15:663–675

Pritchard CC, Mateo J, Walsh MF, De Sarkar N, Abida W, Beltran H, Garofalo A, Gulati R, Carreira S, Eeles R, Elemento O, Rubin MA, Robinson D, Lonigro R, Hussain M, Chinnaiyan A, Vinson J, Filipenko J, Garraway L, Taplin ME, AlDubayan S, Han GC, Beightol M, Morrissey C, Nghiem B, Cheng HH, Montgomery B, Walsh T, Casadei S, Berger M, Zhang L, Zehir A, Vijai J, Scher HI, Sawyers C, Schultz N, Kantoff PW, Solit D, Robson M, Van Allen EM, Offit K, de Bono J, Nelson PS (2016) Inherited DNA-repair gene mutations in men with metastatic prostate cancer. N Engl J Med 375(5):443–453

Shiota M, Akamatsu S, Tsukahara S, Nagakawa S, Matsumoto T, Eto M (2022) Androgen receptor mutations for precision medicine in prostate cancer. Endocr Relat Cancer 29:R143–R155

Snaterse G, Mies R, van Weerden WM, French PJ, Jonker JW, Houtsmuller AB, van Royen ME, Visser JA, Hofland J (2022) Androgen receptor mutations modulate activation by 11-oxygenated androgens and glucocorticoids. Prostate Cancer Prostatic Dis 26(2):293–301

WHO (2022) WHO classification of tumours, urinary and male genital tumours, 5. Aufl. IARC Publications, Lyon, Frankreich

Staging des metastasierten Prostatakarzinoms

Martin Johannes Peter Hennig

Inhaltsverzeichnis

Skelettszintigrafie – 16

Computertomografie – 17

Magnetresonanztomografie – 18

Positronenemissionstomografie-Computertomografie – 18

Bildgebende Evaluation unter laufender systemischer Therapie – 19

Literatur – 20

© Der/die Autor(en), exklusiv lizenziert an Springer-Verlag GmbH, DE, ein Teil von Springer Nature 2023
A. S. Merseburger und M. C. Roesch (Hrsg.), *Metastasiertes Prostatakarzinom*, https://doi.org/10.1007/978-3-662-67297-6_3

Die zur Verfügung stehenden diagnostischen Möglichkeiten für die behandelnden Ärzte sind vielfältig und umfassen neben den radiologischen und nuklearmedizinischen Untersuchungsmethoden auch klinische und laborchemische Tests. Ergänzend sollte hieraus die Einteilung in Risikogruppen abgeleitet werden, die die Zuführung zu den aktuellen, evidenten Therapieempfehlungen ermöglicht. Im Rahmen eines gemeinsamen Entscheidungsprozesses kann so auf Grundlage des Staging (siehe ◘ Tab. 1) eine individuell maßgeschneiderte Therapie für den Patienten erarbeitet werden.

Die häufigste Lokalisation von Metastasen beim Prostatakarzinom ist das Skelettsystem. Eine wichtige Rolle für die Bildgebung bei fortgeschrittenem, metastasiertem Prostatakarzinom ist die Identifizierung von Patienten mit ungünstigen Merkmalen, nämlich Knochenmetastasen jenseits des Achsenskeletts, lytisch anmutenden Knochenmetastasen, viszeralen Metastasen oder voluminösen Tumormassen. Diese Patienten mit ungünstigen Merkmalen werden wahrscheinlich von intensivierten Behandlungsschemata profitieren, einschließlich gezielter Strahlentherapie und Chemotherapie (Sweeney et al. 2015).

Da die Behandlung des metastasierten Prostatakarzinoms gerade in der jüngsten Vergangenheit starken Veränderungen durch die Etablierung neuer Therapieoptionen und -kombinationen unterlag, kommt der Diagnostik eine entscheidende Rolle zu.

Skelettszintigrafie

Das Skelettszintigramm stellt eine sensitive Methode zur Diagnostik von Knochenmetastasen des Prostatakarzinoms dar. Im Rahmen einer Metaanalyse von Shen et al. konnte eine Sensitivität von 79 % und eine Spezifität von 82 % für das Vorliegen von Knochenmetastasen gezeigt werden (Shen et al. 2014).

Bei dieser Untersuchung wird dem Patienten eine geringe Menge eines Radionuklids, meist Technetium-99m, intravenös verabreicht. Diese Substanz bindet sich an das Knochengewebe und sendet gammastrahlende Signale aus. Mittels Gammakamera werden diese Signale erfasst, und Bilder des Skelettsystems können so erzeugt werden. Metastasen sind in der Regel als fokale, erhöhte radioaktive Aktivität auf den Bildern erkennbar.

Merkmale, die auf Knochenmetastasen hinweisen können, sind:
- **Fokale Hotspots:** Knochenmetastasen erscheinen als „Flecken" (Hotspots) auf den Skelettszintigrammbildern. Diese Hotspots sind Ausdruck einer erhöhten Anreicherung des verwendeten radioaktiven Tracers im betroffenen Bereich des Knochens. Die Größe und die Intensität des Hotspots können variieren und hängen von der Aktivität und dem Ausmaß der Metastasen ab.
- **Mehrere Läsionen:** Oft werden mehrere Knochenmetastasen gleichzeitig identifiziert, da Prostatakrebszellen dazu neigen, sich auf mehrere Knochen im Körper auszubreiten. Die Skelettszintigrafie kann helfen, die Verteilung und das Ausmaß der Metastasen im Skelettsystem zu erkennen.
- **Typisches Verteilungsmuster:** Knochenmetastasen treten häufig an bestimmten Stellen auf, wie beispielsweise in der Wirbelsäule, im Becken, im Schädel, in den Rippen oder in den langen Röhrenknochen.

Es ist wichtig zu beachten, dass nicht alle Knochenläsionen auf einem Skelettszintigramm auf Metastasen hinweisen. Andere Erkrankungen wie Knochenentzündungen oder gutartige Knochentumoren können ähnliche Befunde verursachen. Zur genauen Diagnose ist es daher erforderlich, zusätzliche Bildgebungsverfahren wie Röntgenaufnahmen, CT-Scans oder MRT-Untersuchungen durchzuführen. Ein Knochenszintigramm sollte immer bei symptomatischen Patienten, auch unabhängig vom klinischen Stadium der Prostatakrebserkrankung oder der Höhe des PSA-Werts, durchgeführt werden (Abuzallouf 2004).

▶ Die regelmäßige Durchführung eines Skelettszintigramms ist für die Beurteilung des Therapieansprechens etabliert und hat sich als unabhängiger prognostischer bildgebender Biomarker für das Überleben bei Patienten mit metastasierender Erkrankung erwiesen.

Computertomografie

Ein Computertomogramm (CT) ist ein bildgebendes Verfahren, das mithilfe von Röntgenstrahlen detaillierte Querschnittsbilder des Körpers erzeugt. Während der Untersuchung rotiert eine Röntgenröhre um den Patienten und sendet Röntgenstrahlen durch den Körper. Die Abschwächung dieser energetischen Strahlung wird mittels eines gegenüberliegenden Detektors gemessen. Die erfassten Daten können schließlich von einem Computer verarbeitet und zu Bildern zusammengesetzt werden. Die intravenöse Gabe von Kontrastmitteln (KM) im Rahmen der CT hilft bei der Gewebedifferenzierung und dient somit der besseren Differenzierung von Metastasen gegenüber dem umliegenden Gewebe. Die CT-Bilder zeigen Querschnittsansichten des Körpers. Gewebe, Organe und Knochen können so in hoher Detailgenauigkeit betrachtet werden. Die gewonnenen Daten erlauben auch dreidimensionale Rekonstruktionen.

Die CT-Untersuchung mit Kontrastmittel des Abdomens, Beckens und Thorax stellt den akzeptierten Standard im Rahmen eines Stagings beim metastasierten Prostatakarzinom dar, was jedoch nicht in der guten Gewebedarstellung begründet liegt. Hierbei spielen insbesondere die breite Verfügbarkeit und Zuverlässigkeit sowie die geringen Kosten eine entscheidende Rolle. Nachteile der CT liegen darin, dass suspekte Befunde anhand der Größe, der Form und des KM-Signal-

◻ Tab. 1 Wichtige Stadiendefinitionen des metastasierten hormonsensitiven Prostatakarzinoms (mHSPC)

Erkrankungssituation	Definition
Synchron (de novo) metastasiertes Prostatakarzinom	Eingetretene Metastasierung bereits bei Erstdiagnose eines Prostatakarzinoms
Metachron metastasiertes Prostatakarzinom	Eingetretene Metastasierung nach erfolgter Primärtherapie des Prostatakarzinoms
Oligometastasiertes Prostatakarzinom	Erkrankungssituation mit maximal 4 ossären Metastasen, welche in konventioneller Bildgebung (CT, MRT, Skelettszintigrafie) nachgewiesen werden können
„High risk" disease nach LATITUDE-Studie	Vorhandensein von ≥ 2 Hochrisikomerkmalen: ≥ 3 ossäre Metastasen, viszerale Metastasen, Gleason-Score >8
„High volume" disease nach CHAARTED-Studie	Vorhandensein von viszeralen Metastasen oder 4 Knochenläsionen (davon mindestens 1 Läsion außerhalb des Beckens oder der Wirbelkörper)

aufnahmeverhaltens beurteilt werden müssen. Dies ist insbesondere zur Beurteilung von lymphogenen Metastasen eine Limitation, da diese auch ohne Größenänderung befallen sein können oder nicht-metastatische Lymphknoten reaktiv vergrößert sein können (Padhani et al. 2017). Abhängig von der klinischen Fragestellung und der Erkrankungssituation sollte die Erweiterung des zu untersuchenden Körperareals erfolgen.

Magnetresonanztomografie

Die Magnetresonanztomografie spielt eine wichtige Rolle bei der Beurteilung des metastasierten Prostatakarzinoms. Die multiparametrische MRT (mpMRT) des Beckens ermöglicht eine detaillierte anatomische Beurteilung der Prostata mit klarer Darstellung der zonalen Anatomie und einer hohen Weichteilauflösung, die allen anderen erwähnten Bildgebungsmodalitäten überlegen ist. Das mpMRT wird in der Regel an einem 1,5- oder 3-T-Magneten mit oder ohne endorektale Spule durchgeführt (Ghafoor et al. 2019). Die Verwendung einer endorektalen Spule erhöht das Signal-Rausch-Verhältnis und wurde in der Vergangenheit als vorteilhaft angesehen, insbesondere in ausgewählten Fällen (größere Patienten, ältere 1,5-T-Magnete), ist aber auch mit Patientenbeschwerden, Bildartefakten und längeren Untersuchungszeiten verbunden. Derzeit gibt es keinen Konsens über die Verwendung einer endorektalen Spirale (Turkbey et al. 2011).

Die T2-gewichtete Bildgebung ist nach wie vor die nützlichste Methode für das lokale Staging im MRT. Gepoolte Daten aus einer Metaanalyse zeigen eine Sensitivität und Spezifität von 0,57 (95 %-KI: 0,49–0,64) und 0,91 (95 %-KI: 0,88–0,93) für ein extraprostatisches Tumorwachstum (de Rooij et al. 2016).

Ein Ganzkörper-MRT stellt eine mögliche, sinnvolle Technik dar, da eine detailreiche anatomische Darstellung ohne Einsatz ionisierender Strahlen durchführbar ist. Hierbei kann eine hervorragende Darstellung von Knochenmark-, Weichgewebs- oder viszeralen Metastasen sowie des lokalen Tumors möglich sein. Belastbare Validierungsdaten fehlen zu dieser Methode, da sie einer mangelnden Standardisierung bei Bildprotokollen und bei der Bildinterpretation unterworfen ist (Fanti et al. 2018).

In einigen Studien zeigt sich ferner, dass die MRT möglicherweise weniger zum Nachweis von Prostatakarzinommetastasen, verglichen mit aktuellen PET-Techniken, geeignet ist (Metser et al. 2019; Zacho et al. 2018).

Positronenemissionstomografie-Computertomografie

Ein PET-CT (Positronenemissionstomografie-Computertomografie) wird beim metastasierten Prostatakarzinom zum verbesserten Staging eingesetzt. Es handelt sich um ein bildgebendes Verfahren, bei dem die Technik der CT mit der Signalabgabe und spezifischen Bindung eines radioaktiven Tracers auf den Prostatakarzinomzellen kombiniert wird. Zur Durchführung einer PET-CT steht eine Vielzahl verschiedener Radioliganden zur Verfügung. Üblicherweise verwendete Tracer, wie ^{18}F-FDG oder Choline, spielen beim Prostatakarzinom eine eher untergeordnete Rolle (Jadvar 2016).

PSMA (prostataspezifisches Membranantigen), ein transmembranöses Glykoprotein, scheint aus mehreren Gründen ein ideales Radioliganen-Ziel zu sein:
- bevorzugte, ausgeprägte Überexpression durch die meisten Prostatakarzinomzellen,
- positive Korrelation seiner Expression mit Tumorgrad und Krankheitsstadium,

- geringe Präsenz im Blutkreislauf aufgrund seiner Transmembranlokalisation,
- Internalisierung und Retention in Tumorzellen nach Bindung an seinen Liganden (Oh und Cheon 2018).

Das Ausmaß der membranösen PSMA-Expression korreliert positiv mit dem Tumorgrad und steigt unter Androgenentzug, sowie bei metastasiertem und kastrationsresistentem Prostatakrebs an, was es zu einem idealen Ziel für die Bildgebung und Behandlung macht (Botswick et al. 1998). Darüber hinaus besteht im Zeitalter der personalisierten Medizin ein erhöhtes Interesse an der Verwendung von PSMA für therapeutische Ansätze.

Die PSMA-PET-CT-Technologie bietet eine verbesserte Sensitivität und Genauigkeit im Vergleich zu anderen bildgebenden Verfahren bei der Detektion von Prostatakarzinommetastasen und ist der Kombination aus Skelettszintigrafie und CT überlegen (Tu et al. 2020). Es können auch kleinere Läsionen erfasst werden, die dem Nachweis durch andere diagnostische Methoden entgehen. Wichtig zu beachten ist hierbei, dass die Verfügbarkeit der PSMA-PET-CT-Technologie je nach Standort und medizinischer Einrichtung oder Versorgungsgebiet variieren kann und auch höhere Kosten mit sich bringt.

Eine Einschränkung des derzeit am weitesten verbreiteten PET-Tracers ^{68}Ga-PSMA-11 ist die Ausscheidung im Urin und die hieraus resultierende Kumulation und messbare hohe Aktivität in der Harnblase (Freitag et al. 2017). Die Entwicklung neuartiger Tracer, wie z. B. des ^{18}F-PSMA-1007, das überwiegend über den hepatobiliären Weg ausgeschieden wird, könnte somit die Bewertung für lokoregionäre Rezidive und kleine pelvine Lymphknotenmetastasen in der Nähe des Harnleiters verbessern.

Über die diagnostischen Möglichkeiten hinaus hat die PSMA-basierte Bildgebung direkte therapeutische Auswirkungen. Die zielgerichtete Radioligandentherapie (RLT) mit PSMA ist eine attraktive, sich schnell entwickelnde Therapieoption für fortgeschrittene metastasierte kastrationsresistente Prostatakarzinome, da die PSMA-Expression bei kastrationsresistenten Metastasen nach mehreren Therapielinien besonders hoch ist (Fendler et al. 2017). Hierbei wird dem Grundgedanken gefolgt, dass eine Behandlung dessen erfolgen kann, was „sichtbar gemacht" werden kann, indem man einen diagnostischen mit einem therapeutischen Radioliganden kombiniert. ^{177}Lu-PSMA-617 und ^{177}Lu-PSMA I&T sind niedermolekulare Inhibitoren von PSMA, die therapeutisch eingesetzt werden können. ^{177}Lu zerfällt durch β-Emission und niederenergetische γ-Photonen. Ersteres wird therapeutisch eingesetzt, während letzteres für die Bildgebung verwendet wird (Rahbar et al. 2017).

Bildgebende Evaluation unter laufender systemischer Therapie

Allgemeingültige Empfehlungen zur regelmäßigen Bildgebung unter einer laufenden systemischen Therapie sind nicht etabliert. Unklar bleiben sowohl der optimale Zeitpunkt, wie auch die zu verwendende Bildgebung. Grundsätzlich bedarf es bei asymptomatischen und unter Therapie stabilen Patienten keiner weiteren Bildgebung. Zu beachten ist jedoch, dass es je nach Tumorbiologie und aggressiver Tumorvariante zu einem Krankheitsprogress kommen kann, welcher mittels bildgebender Modalität beurteilbar wäre (Miller et al. 1992). In der CHAARTED-Studie fand sich ein Progress bei bis zu 25 % der Männer ohne korrelierenden PSA-Anstieg (Bryce et al. 2020).

Ein Re-Staging sollte individuell in Anlehnung an die bereits durchgeführten Untersuchungen erfolgen. Es empfiehlt sich ein Einsatz der Bildgebung immer in Kombination eines Skelettszintigramms und einer Schnittbildgebung. Unter neu eingestellter Therapie kann es zu einem sogenannten „Flare"-Phänomen im Rahmen der Skelettszintigrafie kommen, der die diagnostische Validität einschränkt und eine (Pseudo-)Progression suggerieren kann. Die Computertomografie hingegen kann nicht zur Überwachung sklerotischer Knochenläsionen eingesetzt werden, da Knochensklerose bei wirksamer Behandlung auftreten kann und die Knochenheilung widerspiegelt. Die Magnetresonanztomografie kann das Knochenmark direkt beurteilen und die Progression anhand morphologischer Kriterien oder Veränderungen nachweisen (EAU Guidelines 2023).

> Die Fähigkeit des PET-CT zur Beurteilung des Ansprechens wurde zwar in einigen Studien untersucht, jedoch kann anhand der vorliegenden Daten keine eindeutige Handlungsempfehlung abgeleitet werden. Der Einsatz des PET-CT im Follow-up sollte daher nicht außerhalb von Studien zur Therapieüberwachung bei Patienten mit metastasiertem PCa eingesetzt werden (ASCO Guidelines 2023).

Literatur

Abuzallouf S et al (2004) Baseline staging of newly diagnosed prostate cancer: a summary of the literature. J Urol 171:2122. ▶ https://pubmed.ncbi.nlm.nih.gov/15126770/

Bostwick DG, Pacelli A, Blute M, Roche P, Murphy GP (1998) Prostate specific membrane antigen expression in prostatic intraepithelial neoplasia and adenocarcinoma: a study of 184 cases. Cancer 82:2256–2261

Bryce AH et al (2020) Patterns of cancer progression of metastatic hormone-sensitive prostate cancer in the ECOG3805 CHAARTED trial. Eur Urol Oncol 3:717

de Rooij M et al (2016) Accuracy of magnetic resonance imaging for local staging of prostate cancer: a diagnostic meta-analysis. Eur Urol 70:233. ▶ https://pubmed.ncbi.nlm.nih.gov/26215604/

EAU Guidelines. Edn. presented at the EAU Annual Congress Milan 2023. ISBN 978–94–92671–19–6

Fanti S, Minozzi S, Antoch G et al (2018) Consensus on molecular imaging and theranostics in prostate cancer. Lancet Oncol 19:e696–e708

Fendler WP, Rahbar K, Herrmann K, Kratochwil C, Eiber M (2017) 177Lu-PSMA radioligand therapy for prostate cancer. J Nucl Med 58:1196–1200

Freitag MT, Radtke JP, Afshar-Oromieh A et al (2017) Local recurrence of prostate cancer after radical prostatectomy is at risk to be missed in 68Ga-PSMA-11-PET of PET/CT and PET/MRI: comparison with mpMRI integrated in simultaneous PET/MRI. Eur J Nucl Med Mol Imaging 44:776–787

Ghafoor S, Burger IA, Vargas AH (2019) Multimodality imaging of prostate cancer. J Nucl Med 60(10):1350–1358. ▶ https://doi.org/10.2967/jnumed.119.228320. Epub 2019 Sep 3. PMID: 31481573; PMCID: PMC6785785

Jadvar H (2016) Is there use for FDG-PET in prostate cancer? Semin Nucl Med 46:502–506

Katherine SV, Bryan Rumble R, Talcott J (2023) ASCO guidelines: initial management of noncastrate advances, recurrent, or metastatic prostate cancer: ASCO guideline update.

Metser U, Chua SS, Ho B et al (2019) The contribution of multiparametric pelvic & whole body MR to interpretation of 18F-fluoromethylcholine or 68Ga-HBED-CC PSMA-11 PET/CT in patients with biochemical failure following radical prostatectomy. J Nucl Med

Miller PD et al (1992) Prostate specific antigen and bone scan correlation in the staging and monitoring of patients with prostatic cancer. Br J Urol 70:295

Oh SW, Cheon GJ (2018) Prostate-specific membrane antigen PET imaging in prostate cancer: opportunities and challenges. Korean J Radiol 19:819–831

Padhani AR, Lecouvet FE, Tunariu N et al (2017) Rationale for modernising imaging in advanced prostate cancer. Eur Urol Focus 3:223–239

Rahbar K, Ahmadzadehfar H, Kratochwil C et al (2017) German multicenter study investigating 177Lu-PSMA-617 radioligand therapy in advanced prostate cancer patients. J Nucl Med 58:85–90

Shen G et al (2014) Comparison of choline-PET/CT, MRI, SPECT, and bone scintigraphy in the diagnosis of bone metastases in patients with prostate cancer: a meta-analysis. Skeletal Radiol 43:1503. ▶ https://pubmed.ncbi.nlm.nih.gov/24841276/

Sweeney CJ, Chen YH, Carducci M et al (2015) Chemohormonal therapy in metastatic hormone-sensitive prostate cancer. N Engl J Med 373:737–746

Tu X et al (2020) The role of (68)Ga-PSMA positron emission tomography/computerized tomography for preoperative lymph node staging in intermediate/high risk patients with prostate cancer: a diagnostic meta-analysis. Front Oncol 10(1365):1–11. ▶ http://www.ncbi.nlm.nih.gov/pubmed/33014777

Turkbey B, Mani H, Shah V et al (2011) Multiparametric 3T prostate magnetic resonance imaging to detect cancer: histopathological correlation using prostatectomy specimens processed in customized magnetic resonance imaging based molds. J Urol 186:1818–1824

Zacho HD, Nielsen JB, Afshar-Oromieh A et al (2018) Prospective comparison of 68Ga-PSMA PET/CT, 18F-sodium fluoride PET/CT and diffusion weighted-MRI at for the detection of bone metastases in biochemically recurrent prostate cancer. Eur J Nucl Med Mol Imaging 45:1884–1897

Die Rolle der Strahlentherapie beim metastasierten hormonsensitiven Prostatakarzinom

Jennifer Le Guévelou, Tamer Soror und Thomas Zilli

Inhaltsverzeichnis

Einleitung – 24

Synchrone De-novo-Metastasierung – 24

Literatur – 34

© Der/die Autor(en), exklusiv lizenziert an Springer-Verlag GmbH, DE, ein Teil von Springer Nature 2023
A. S. Merseburger und M. C. Roesch (Hrsg.), *Metastasiertes Prostatakarzinom*, https://doi.org/10.1007/978-3-662-67297-6_4

Einleitung

Ein metastasiertes hormonsensitives Prostatakarzinom (mHSPC) kann entweder de novo als metastasierende Erkrankung (synchrone Metastasen) oder als Rezidiv nach einer ersten lokalen Therapie (metachrone Metastasen) auftreten. Die primäre Androgendeprivationstherapie (ADT) ist seit ihrer Entdeckung in den 1940-er Jahren die Standardtherapie (Huggins et al. 1941). Ein supprimierter Testosteronspiegel (<50 ng/dl) im Sinne einer Kastration kann entweder mit Gonadotropin-Releasing-Hormon-Agonisten, Gonadotropin-Releasing-Hormon-Antagonisten oder der Orchidektomie erreicht werden. Neue randomisierte Studien zeigten eine signifikante Verbesserung des Gesamtüberlebens (OS) durch den Zusatz von Androgenrezeptor-Signalweg-Inhibitoren (ARPIs) – Abirateronacetat plus Prednison (Fizazi et al. 2017), Apalutamid (Chi et al. 2019), Enzalutamid (Davis et al. 2019; Armstrong et al. 2019), Darolutamid (Smith et al. 2022) – und/oder Chemotherapie – Docetaxel (James et al. 2016; Kyriakopoulos et al. 2018; Fizazi et al. 2022). Dennoch tritt schließlich eine Kastrationsresistenz auf, welche meistens mit begrenzten Therapieoptionen und schlechten Langzeitergebnissen assoziiert ist.

Die routinemäßige Einführung der Positronenemissionstomographie/Computertomographie (PET-CT) mit zielgerichteten Radiotracern für Prostatakrebs führte zu einem Anstieg der Diagnose von Patienten mit metastasierter Erkrankung (Kelly et al. 2019), insbesondere in der oligometastatischen Situation, da PET-CT sowohl bei de novo (Hofman et al. 2020) als auch bei rezidivierendem Prostatakrebs (Fanti et al. 2016) eine höhere Genauigkeit als die konventionelle Bildgebung aufweist. Der oligometastatische Stand liegt zwischen lokalisierter und disseminierter Erkrankung (Hellman et al. 1995) und stellt das ideale Ziel für eine ablative Behandlung als eine Alternative zu systemischen Therapien dar mit dem Ziel, Verzögerung der Krankheitsprogredienz oder sogar Heilung bei definierten Patienten. In den letzten 10 Jahren wurde in mehreren klinischen Studien der Wert einer gezielten ablativen Strahlentherapie des Primarius und/oder der oligometastatischen Stellen beim mHSPC intensiv untersucht.

In diesem Kapitel fassen wir die klinischen Studien zusammen, die die Rolle der Strahlentherapie bei der Behandlung von mHSPC untersuchten. Ferner erörtern wir die aktuellen Erkenntnisse und die möglichen künftigen Entwicklungen beim de novo, rezidiviertem sowie beim oligometastatischen Stadium.

Synchrone De-novo-Metastasierung

Auf der Basis der stärksten Evidenzstufe ist eine systemische kombinierte Therapie mit ADT und ARPI und/oder Chemotherapie die Standardbehandlung für Männer mit mHSPC. Durch die Kontrolle des Primärtumors hat die zytoreduktive Strahlentherapie das Potenzial, sowohl das krankheitsfreie Überleben als auch das OS bei Patienten mit einem De-novo-mHSPC zu verbessern. In ähnlicher Weise stellt die ablative Strahlentherapie aller Metastasen eine attraktive Behandlungsoption dar, um die Krankheitsprogredienz bei synchron oligometastatischen Patienten zu verzögern.

Strahlentherapie des Primärtumors bei mHSPC

Die lokale Strahlentherapie der Prostata bei Patienten mit metastasierter Erkrankung war bislang ausschließlich der Palliativsituation, im Sine einer Schmerzbehandlung, vorbehalten. Mehrere Ergebnisse stützen jedoch die Hypothese, dass eine lokale Behandlung des Primärtumors einen Vorteil hinsichtlich der Krankheitskontrolle bieten kann. Aus biologischer Sicht reduziert die Verringerung der Tumorlast durch Zytoreduktion sowohl die Menge an Chemokinen und endokrinen Faktoren als auch an zirkulierenden Tumorzellen, was die Entwicklung neuer Metastasen verzögern und/oder verhindern kann (Connor et al. 2020). Darüber hinaus zeigten systemische Therapien unzureichende Kontrollraten des Primärtumors, selbst bei kombinierter ADT und Docetaxel (Tzelepi et al. 2011).

In 3 bevölkerungsbasierten Krebsdatenbanken wurde ein Überlebensvorteil bei zusätzlicher lokaler Therapie zur ADT im Vergleich zur ADT allein festgestellt (Culp et al. 2014; Rusthoven et al. 2016; Löppenberg et al. 2017). Zu den Einschränkungen dieser retrospektiven Studien gehörten jedoch die fehlenden Daten zu den Variablen, die das Überleben von Patienten mit metastasiertem Prostatakrebs beeinflussen können, wie z. B. die systemische Therapie. Die HORRAD-Studie war die erste Studie, die die Patienten auf ADT mit oder ohne Strahlentherapie der Prostata randomisierte (Boevé et al. 2019). Eingeschlossene Patienten hatten die histologisch gesicherte Diagnose eines unbehandelten Adenokarzinoms der Prostata sowie einer beliebigen Anzahl von Knochenmetastasen in der Knochenszintigrafie. Innerhalb von 3 Monaten nach Beginn der ADT wurden die Patienten in der Strahlentherapie-Gruppe entweder mit einer normofraktionierten (70 Gy in 35 Fraktionen) oder einer moderat hypofraktionierten Strahlentherapie (57,76 Gy in 19 Fraktionen) behandelt. Die gleichzeitige lokale Behandlung der Prostata zeigte keinen Gesamtüberlebensvorteil (Hazard Ratio HR 0,90, 95 %-KI 0,70–1,14). Die Studie deutete auf ein verbessertes biochemisches progressionsfreies Überleben (PFS) (HR 0,78, 95 %-KI 0,63–0,97) und auf einen Überlebensvorteil für Patienten mit weniger als 5 Knochenmetastasen (HR 0,68, 95 %-KI 0,42–1,10) hin.

Diese Hypothese wurde auch durch die STAMPEDE-Studie (Arm H) gestützt, die eine systemische Therapie (bestehend aus ADT mit oder ohne Docetaxel) mit oder ohne Strahlentherapie der Prostata randomisierte (Parker et al. 2022). Es wurden sowohl Patienten mit geringer als auch mit hoher Metastasenbelastung eingeschlossen. Eine hohe Metastasenbelastung wurde definiert als 4 oder mehr Knochenmetastasen, davon eine oder mehrere außerhalb der Wirbelkörper oder des Beckens, oder viszerale Metastasen oder beides gemäß den CHAARTED-Kriterien (Sweeney et al. 2015). Die Strahlentherapie der Prostata wurde entweder mit moderater (50 Gy in 20 täglichen Fraktionen) oder extremer (36 Gy in 6 wöchentlichen Fraktionen) Hypofraktionierung durchgeführt. Die Strahlentherapie der Prostata verbesserte das Gesamtüberleben bei Patienten mit geringer Metastasenbelastung (HR 0,64, 95 %-KI 0,52–0,79). Eine weitere Analyse der Studienergebnisse auf der Grundlage der Tumorausdehnung und der Metastasenlokalisationen zeigte einen kontinuierlichen inversen Zusammenhang zwischen dem Überleben und der Anzahl der Knochenmetastasen auf der konventionellen Bildgebung.

Darüber hinaus überschritt bei Patienten mit mehr als 3 Knochenmetastasen das 95 %-KI für das Gesamtüberleben die Äquivalenzlinie, unabhängig vom Befall der nicht-regionalen Lymphknoten (Ali et al. 2021). Die gepoolte Analyse der beiden Studien STAMPEDE und HORRAD, die im Rahmen der STOPCAP-Metaanalyse veröffentlicht wurde, zeigte eine Verbesserung in Höhe von 7 % der 3-Jahres-Überlebensrate für Patienten mit weniger als 5 Knochenmetastasen (Burdett et al. 2019). Bis dato gibt es keinen klaren Konsens über die Patientenauswahl für eine lokale Behandlung des Primärtumors bei mHSPC. Im Falle einer Diagnose der Knochenmetastasen durch konventionelle Bildgebung stimmten 64 % der Teilnehmer der Advanced Prostate Cancer Consensus Conference 2021 (APCCC) für einen Grenzwert von 3 oder weniger Knochenmetastasen, um eine Strahlentherapie der Prostata zu empfehlen. Im Falle einer Diagnose der Knochenmetastasen durch PET-CT stimmten 50 % der Teilnehmer für einen Grenzwert von 5 oder weniger Knochenmetastasen (Gillessen et al. 2022).

In der Ära der Zweifach- oder Dreifachtherapien wird die ADT+ARPI in Kombination mit einer radikalen lokalen Behandlung von der Mehrheit der Experten des APCCC-Gremiums bei Patienten mit geringem mHSPC-Volumen empfohlen. Weitere Erkenntnisse über die Rolle der lokalen Therapie werden in den kommenden Jahren durch die PEACE-1-Studie (NCT01957436) gewonnen. Diese Studie ist eine mehrarmige Studie und untersucht ADT (±Docetaxel) mit oder ohne lokale Strahlentherapie der Prostata sowie mit oder ohne Abirateronacetat. (Fizazi et al. 2022).

> **Schlussfolgerung**
> Die Strahlentherapie der Prostata verbessert sowohl das krankheitsfreie Überleben als auch das Gesamtüberleben von Patienten mit einem oligometastasierten („low volume") Prostatakarzinom, die mit lebenslangen systemischen Therapien behandelt werden.
> Empfohlene Dosierung der perkutanen Strahlentherapie:
> ▬ 50 Gy, 20 tägliche Fraktionen.
> ▬ 36 Gy, 6 wöchentliche Fraktionen.

Umfassende Strahlentherapie bei synchronem oligometastasiertem Prostatakrebs

Der systemische Nutzen der Behandlung des primären Prostatakarzinoms bei oligometastasiertem Prostatakrebs lässt sich durch die Behandlung aller Metastasen bei gut ausgewählten Patienten weiter ausbauen. In retrospektiven oder einarmigen prospektiven Studien wurden die Durchführbarkeit und die Ergebnisse einer umfassenden Bestrahlung des Primärtumors und aller Metastasen untersucht.

Imber et al. berichteten retrospektiv über die Ergebnisse von 47 Patienten, die eine ADT in Kombination mit einer Strahlentherapie der Prostata und Oligometastasen (2–6 Knochenmetastasen) erhielten (Imber et al. 2020). Eine zusätzliche ARPI- oder Chemotherapie wurde bei 27,6 % bzw. 4,3 % der Patienten verordnet. Nach der Strahlentherapie kam es bei 68 % der Patienten zu einem vollständigen biochemischen Ansprechen. Die vollständige Eradikation der Tumorlast führte zu einem verlängerten Tumoransprechen hinsichtlich eines biochemischen und metastasenfreien 2-Jahres-Überlebens von 77 % bzw. 68 %. Ein nicht nachweisbares PSA nach der Strahlentherapie war mit einem geringeren Risiko für ein biochemisches Rezidiv assoziiert (Hazard Ratio von 0,19).

Reverberi et al. berichteten über die Ergebnisse von 37 Patienten mit weniger als 5 Metastasen, die entweder Lymphknotenmetastasen (56,8 %), Knochenmetastasen (51,4 %) oder beides (18,9 %) hatten (Reverberi et al. 2020). Die Patienten wurden mit einer systemischen Therapie (bestehend aus Androgendeprivationstherapie ± Docetaxel) in Kombination mit einer lokalen konsolidierenden Strahlentherapie an allen Tumorstellen behandelt. Die behandlungsbedingten Toxizitäten waren gering, mit einer Rate von 8 % bzw. 3 % an akuten urogenitalen und gastrointestinalen Toxizitäten des Grades 2 und keinem Bericht über eine Toxizität des Grades 3. Die 2-Jahres- und 5-Jahres-Raten für das biochemische rezidivfreie Überleben betrugen 73,3 % bzw. 39,3 %, was im Vergleich zum Prostatastrahlentherapie-Arm der STAMPEDE-Studie (2-Jahres-Raten für das biochemische rezidivfreie Überleben von 56,6 %) günstig ist. Ein PSA-Wert ≤ 1 ng/ml nach der Behandlung war signifikant mit dem biochemischen rezidivfreien Überleben assoziiert.

Hao et al. berichteten kürzlich über die Langzeitergebnisse von 21 Patienten mit de novo oligometastasiertem (bis zu 5 Metastasen) Prostatakarzinom, die im Rahmen einer prospektiven Phase-II-Studie behandelt wurden (Hao et al. 2022). Alle Patienten erhielten eine 36-wöchige ADT mit bis zu 53 Gy für alle sichtbaren Metastasen. Bei Bedarf wurde der Primärtumor oder das Prostatabett mit einer perkutane Bestrahlung (external beam radiotherapy, EBRT) von bis zu 78 Gy bzw. 66 Gy behandelt. Das mediane progressionsfreie Überleben betrug 1,9 Jahre, wobei Patienten mit Lymphknotenmetastasen ein deutlich längeres progressionsfreies Überleben hatten als Patienten mit Knochenmetastasen (5,8 Jahre bzw. 1,8 Jahre).

Reyes et al. berichteten ebenfalls prospektiv über die Ergebnisse von 12 Männern mit bis zu 5 Metastasen (Reyes et al. 2015). Das Studienprotokoll umfasste eine neoadjuvante Behandlung mit einer Kombination aus ADT und Chemotherapie (92 %) und/oder Abirateron (50 %), gefolgt von einer radikalen Prostatektomie und einer umfassenden SBRT („stereotactic body radiotherapy") aller Metastasen. Die 1-, 2- und 3-Jahres-biochemischen Ansprechraten waren 100 %, 83 % bzw. 67 %. Nach einer medianen Nachbeobachtungszeit von 48,8 Monaten betrug die Gesamtüberlebensrate 100 %. Es wurden keine strahleninduzierten Toxizitäten des Grades ≥ 3 gemeldet.

Aufgrund der geringen Evidenz gab es auf der letzten APCCC-Sitzung keinen Konsens über die Behandlung von Metastasen bei synchronem oligometastasiertem („low volume") Prostatakarzinom. Nur 60 % der Diskussionsteilnehmer empfahlen eine metastasengerichtete Therapie („metastases-directed therapy", MDT) aller Metastasen in Kombination mit einer systemischen Therapie und einer Bestrahlung der Prostata (Gillessen et al. 2022). Bisher empfahl nur der italienische Verband für Strahlentherapie und klinische Onkologie (AIRO) eine kurative Strahlentherapie der Prostata sowie aller Metastasen in Verbindung mit einer dualen ADT und Abirateronacetat bei Patienten mit weniger als 3 Knochenmetastasen. (D'Angelillo et al. 2019). Mehrere laufende Studien sollen in den kommenden Jahren die Auswirkungen eines multimodalen Ansatzes klären. In der Metacure-Studie (NCT03436654) wird randomisiert entweder eine radikale Prostatektomie oder eine Strahlentherapie der Prostata, jeweils mit intensivierter Hormontherapie (Apalutamid) und umfassender Strahlentherapie aller Metastasen, eingesetzt. In den Studien STAMPEDE, GETUG-PRESTO (NCT04115007) und PLATON (NCT03784755) wird ebenfalls randomisiert entweder die Standardbehandlung (systemische Therapie und Prostatabestrahlung) oder eine Kombination aus Standardbehandlung und ablativer Behandlung aller Metastasen durchgeführt.

> **Übersicht**
> Die Standardbehandlung für Männer mit einem oligometastasierten („low volume") Prostatakarzinom ist die ADT in Kombination mit einer Chemotherapie oder ARPI.
> Zusätzlich zur Strahlentherapie der Prostata sollte Patienten mit „low volume"/Oligometastasen im Rahmen von klinischen Studien oder prospektiven Kohortenstudien eine MDT angeboten werden. (Cornford et al. 2021).

Metachrone oligometastasierte Erkrankung

Eine metachrone metastasierte Erkrankung ist definiert als neuer Nachweis einer Metastase ohne einen Tumornachweis an der primären Loge, die zuvor mit einer kurativen radikalen Prostatektomie oder Strahlentherapie behandelt wurde. Diese hat in der Regel eine bessere Prognose als eine synchrone metastatische Erkrankung. (Nibe und Chang 2012). Zusätzlich zu einer Vielzahl retrospektiver Serien gibt es nun auch prospektive Evidenz für die Rolle von MDT-Strategien bei Patienten mit einer metachronen oligometastasierten Erkrankung (◘ Tab. 1).

Die Phase-II-Studie SABR-COMET, in der Patienten mit verschiedenen Primärtumoren (Mamma, Kolon, Lunge, Prostata) eingeschlossen wurden, war die erste Studie, die einen Überlebensvorteil für die alleinige MDT im Vergleich zur Standardbehandlungsstrategie nachweisen konnte (8-Jahres-OS-Rate von 27,2 % gegenüber 13,6 %, p=0,008) (Harrow et al. 2022). Bei Männern mit oligo-rezidivierendem Prostatakarzinom zeigte die MDT allein im Rahmen der STOMP-Studie einen Vorteil in Bezug auf das 5-Jahres-Überleben ohne ADT, die 5-Jahres-Überlebensrate betrug 34 % im MDT-Arm im Vergleich zu 8 % in der Überwachungsgruppe (Ost et al. 2020). Darüber hinaus zeigte der MDT-Arm eine bessere kastrationsresistente freie Überlebensrate (d. h. Zeit bis zur Kastrationsresistenz), im Vergleich zu Patienten in der Überwachungsgruppe (76 % versus 53 %) (Ost et al. 2020).

Unter Verwendung einer zusammengesetzten Definition des progressionsfreien Überlebens (einschließlich klinischer, bildgebender und PSA-Werte) zeigte die ORIOLE-Studie ebenfalls einen Vorteil für die Patienten, die MDT erhielten (medianes PFS nicht erreicht vs. 5,8 Monate, HR: 0,30, 95 %-KI 0,11–0,81, p=0,002) (Phillips et al. 2020). Die einarmige Phase-II-Studie OLI-P zeigte, dass die MDT allein ein biochemisches rezidivfreies 2-Jahres-Überleben von 38,2 % und ein medianes ADT-freies Überleben von 54 % erzielen konnte (Hölscher et al. 2022). Das Paradigma der alleinigen Anwendung von MDT bei „low volume" metachronem mHSPC verschiebt sich jedoch zunehmend zugunsten eines kombinierten Ansatzes mit zusätzlichen systemischen Therapien, also stimmten 64 % der Diskussionsteilnehmer auf der letzten APCCC dafür (Gillessen et al. 2022). Grund dafür sind die kürzlich vorgestellten Ergebnisse eines verlängerten PFS bei kombinierten Ansätzen (Deek et al. 2021). Die VA STARPORT-Studie (NCT04787744) rekrutiert derzeit Patienten. Diese Studie untersucht den Nutzen einer systemischen Therapie (ADT+ARPI) in Kombination mit einem ablativen Ansatz für alle Metastasen bei der Verlängerung des progressionsfreien Überlebens von Patienten mit oligorezidivierendem mHSPC.

- **Krankheitsprogression nach SBRT sehr unterschiedlich**

Die Muster der Krankheitsprogression nach SBRT können je nach Art des behandelten Rezidivs unterschiedlich sein. Im Fall von nodalen Oligometastasen treten bei 64–68 % der Patienten weitere nodale Rezidive auf (Deek et al. 2021; Ost et al. 2016), jedoch treten bei 86 % der Patienten im Fall von Oligometastasen der Knochen weitere Knochenmetastasen auf (Deek et al. 2021). Einige Autoren vermuten, dass eine Unterschätzung des ursprünglichen Krankheitsausmaßes mit einigen PET-CT-Radiotracern oder eine andere Tumorbiologie mit unterschiedlichen molekularen Faktoren ursächlich ist für Rezidive. Dementsprechend wurde in den meisten neuen Studien das Rezidivmuster bei der Festlegung der Einschlusskriterien für die Patienten berücksichtigt.

Nodale Rückfälle

Lymphknotenbefall ist die häufigste Rezidivlokalisation bei Patienten mit Prostatakarzinom (De Bruycker et al. 2017), in diesem Fall wurden sowohl die Lymphknotendissektion als auch die Strahlentherapie als Salvage-Therapien vorgesehen. Bei der Strahlentherapie werden in der Regel zwei

Die Rolle der Strahlentherapie beim metastasierten ...

Tab. 1 Zusammenfassung prospektiver Studien zur Rekrutierung von Patienten mit metachroner metastasierter Erkrankung

Studie	Metastatische Belastung	Art der Studie	Anzahl der Patienten	Randomisierung (falls zutreffend)	Ergebnis	Toxizität
SABR-COMET (Harrow et al. 2022)	1–5 Metastasen	Randomisierte Phase-II-Kontrollstudie	99	MDT allein vs. Standardbehandlung für die jeweiligen bösartigen Erkrankungen	Verbessertes OS im MDT-Arm (5-Jahres-OS: 42,3 % gegenüber 17,7 %, p = 0,006)	G5-Toxizität: 4,5 %
STOMP (Ost et al. 2020)	1–3 Metastasen	Randomisierte Phase-II-Kontrollstudie	62	MDT allein vs. Beobachtung	Verbessertes medianes ADT-freies Überleben im MDT-Arm (5-Jahres-ADT-freies Überleben 34 % vs. 8 %, p = 0,06	Keine G ≥ 2-Toxizität
ORIOLE (Phillips et al. 2020)	1–3 Metastasen	Randomisierte Phase-II-Kontrollstudie	54	MDT allein vs. Beobachtung	Bessere Krankheitsprogression in der MDT-Kohorte (Progression nach 6 Monaten 19 % vs. 61 %, p = 0,005)	Keine G ≥ 3-Toxizität
PSMA MRgRT (Glicksman et al. 2021)	Keine Begrenzung	Einarmige Phase-II-Studie	37	MDT oder alleinige Operation	Bei einer medianen Nachbeobachtungszeit von 60 % Gesamtansprechrate 22 % vollständige Ansprechrate	Keine G ≥ 3-Toxizität
(Kneebone et al. 2018)	1–3 Nodal- oder Knochenmetastasen	Einarmige Phase-II-Studie	57	MDT allein	Medianes biochemisches krankheitsfreies Überleben: 11 Monate	Keine G ≥ 3-Toxizität
POPSTAR (Siva et al. 2018)	1–3 Nodal- oder Knochenmetastasen	Einarmige Phase-II-Studie	33	MDT allein	Bis auf einen Patienten haben alle die vorgeschriebene Dosis an metastasierenden Stellen verabreicht bekommen 1 und 2 Jahre LPFS: 97 % 2-Jahres-ADT-freies Überleben: 48 %	1 Patient erlitt eine Toxizität des Grades 3

(Fortsetzung)

Tab. 1 (Fortsetzung)

Studie	Metastatische Belastung	Art der Studie	Anzahl der Patienten	Randomisierung (falls zutreffend)	Ergebnis	Toxizität
OLI-P (Hölscher et al. 2022)	1–5 Metastasen	Einarmige Phase-II-Studie	63	MDT allein	2-Jahres-bRFS: 38,2 % 2-Jahres-ADT-freies Überleben: 54 %	Toxizität G 2: 5 %
OLIGOPELVIS (Supiot et al. 2021)	1–5 Beckenlymphknoten	Einarmige Phase-II-Studie	67	Elektive RT der LAW mit einem SIB der befallenen Lymphknoten, in Kombination mit ADT	Medianes bRFS: 25,9 Monate 2-Jahres- und 3-Jahres-bRFS: 58 % und 46 %	2-Jahres-G ≥2-Toxizität: urogenital: 10 % gastrointestinal: 2 %
(Decaestecker et al. 2014)	1–3 Metastasen	Einarmige prospektive Studie	50	MDT mit oder ohne ADT	2-Jahres-LRFS: 100 % 2-Jahres-PFS: 35 %	Keine G ≥3-Toxizität
(Pasqualetti et al. 2016)	1–3 Metastasen	Einarmige prospektive Studie	29	MDT allein	Bei medianer Nachbeobachtung (11,5 Monate), ADT-freies Überleben: 69 %	Keine G ≥3-Toxizität
TRANSFORM (Bowden et al. 2020)						

Strategien eingesetzt. Die erste Strategie enthält eine fokale stereotaktische ablative Bestrahlung der Metastasen im Sinne von einem MDT-Konzept. Im Gegensatz dazu ist die zweite Strategie eine konventionelle elektive nodale Strahlentherapie (ENRT) mit einem Boost auf befallene Lymphknoten.

Die stereotaktische ablative Bestrahlung aller Lymphnotenmetastasen wurde erstmals von Decaestecker et al. untersucht. Patienten mit bis zu 3 Lymphnotenmetastasen wurden mit SBRT in einer Dosis von 50 Gy in 10 Fraktionen oder 30 Gy in 3 Fraktionen behandelt (Decaestecker et al. 2014). Alle Patienten wurden entweder mit 18 F-Fluordesoxyglukose oder 18 F-Cholin PET/CT untersucht. Nach einer medianen Nachbeobachtungszeit von 2 Jahren lag die lokale Kontrollrate bei 100 %. Das mediane radiologische PFS betrug jedoch 19 Monate, wobei bei 67 % der Patienten ein Rezidiv in weiteren Lymphknoten auftrat. Eine weitere multiinstitutionelle Studie (Ost et al. 2016) untersuchte die Ergebnisse von SBRT mit einer Einzeldosis von mindestens 5 Gy bis zu einer biologisch wirksamen Gesamtdosis von mindestens 80 Gy. Ähnliche Ergebnisse wurden mit einem medianen radiologischen PFS von 21 Monaten gezeigt. 88 % der Patienten hatten zum Zeitpunkt der Progression erneut eine oligoprogrediente Erkrankung. Die meisten Rezidive traten erneut in Lymphknotenregionen auf, die für eine weitere lokale Therapie zugänglich waren, was zu einer medianen Gesamtzeit von 44 Monaten zwischen dem Beginn der palliativen ADT und der ersten SBRT führte (Ost et al. 2016). Hinsichtlich der Toxizität wurde dieser Ansatz mit Raten von nur 17 % bzw. 4 % an Spättoxizitäten der Grade 1 und 2 als sicher erachtet. Die Schlussfolgerungen aus dieser Studie wurden wegen der geringen Patientenanzahl und der heterogenen Bestrahlungspläne leider eingeschränkt. Die stereotaktische ablative Bestrahlung von oligometastasierten Lymphknotenrezidiven ist sicher. Die meisten Rezidive sind wiederum nodal und oligometastatisch, was auf ein besonderes Krankheitsmuster hinweist, welches durch spezifische molekulare Veränderungen bedingt ist. Darüber hinaus ermöglichte die alleinige lokale Therapie eine Verzögerung der systemischen Therapie um mehrere Monate oder sogar Jahre bei ausgewählten Patienten.

Eine präzise vorhandene Bildgebung ist die Voraussetzung, um Metastasen frühzeitig festzustellen und um die lokale ablative Therapie infolgedessen effektiv wirken zu lassen. Das spätere Auftreten von weiteren Lymphknotenrezidiven kann auf eine initiale Unterschätzung des Erkrankungsausmaßes durch Cholin-PET-CT hinweisen (Ploussard et al. 2019). Die ENRT erfasst zusätzlich zur Bestrahlung der Metastasen eine prophylaktische Bestrahlung der gesamten Lymphabflusswege (LAW) im Becken. ENRT wurde von vielen Gruppen untersucht, um diese Einschränkungen der Bildgebung zu kompensieren. Fodor et al. berichteten über die Ergebnisse von 81 Patienten mit Lymphknotenrezidiven, die mittels Cholin-PET-CT festgestellt wurden (Fodor et al. 2017). Die Behandlung bestand aus einer Bestrahlung der entsprechenden LAW im Becken oder entlang der Aorta mit einer Gesamtdosis von 51,8 Gy in 28 Fraktionen sowie mit einem simultan-integrierten Boost (SIB) auf befallene Lymphknoten mit einer Gesamtdosis von 65,5 Gy. Die meisten Patienten erhielten parallel eine ADT (71,6 %) für einen medianen Zeitraum von 12 Monaten. Die Behandlung zeigte hervorragende onkologische Ergebnisse mit einer 3-Jahres-lokalrezidivfreien Überlebensrate und einer klinischen rezidivfreien Überlebensrate von 89,8 % bzw. 61,8 %. Die Toxizitätsraten sind ziemlich günstig mit einer versicherungsmathematischen 3-Jahres-Inzidenz von Grad ≥ 2 rektaler und urogenitaler Toxizität von 6,6 % bzw. 26,3 %. Tran et al. berichteten auch über die Ergebnisse von 53 oligorezidivierenden Prostatakarzinomen mit ≤ 5 Lymphknotenmetastasen (Tran et al. 2019). Alle Patienten erhielten eine ENRT mit einer Dosis zwischen 45 und 50,4 Gy sowie einen Boost auf befallene Lymphknoten mit einer medianen Dosis von 64 Gy. Alle Patienten erhielten eine begleitende ADT für einen Median von 6 Monaten. Die Autoren berichteten über ein 5-Jahres-biochemisch-krankheitsfreies Überleben und PFS von 43 % bzw. 58 %. Patienten mit einer PSA-Verdopplungszeit von < 3 Monaten hatten ein schlechteres fernprogressionsfreies Überleben. Nur bei 2 von 53 Patienten trat eine urogenitale Toxizität von Grad ≥ 2 auf. Die kürzlich veröffentlichte Studie OLIGOPELVIS GETUG P07 zeigte hervorragende onkologische Ergebnisse mit hochdosierter intensitätsmodulierter Strahlentherapie (54 Gy im Becken und 66 Gy im SIB, 30 Fraktionen) und ADT (6 Monate) bei oligorezidivierenden Lymphknoten im Becken (Supiot et al. 2021). Das mediane biochemische rezidivfreie Überleben betrug 25,9 Monate, das mediane radiologische PFS betrug 45,3 Monate. Diese Studie zeigte akzeptable Toxizitätsraten in Bezug auf 2-Jahres-Grad ≥ 2 urogenitale und gastrointestinale Toxizität von 10 % bzw. 2 %, sogar bei Patienten mit vorbestrahlter Prostataloge lagen die Toxizitätsraten innerhalb dieses Rahmens.

Bis heute ist die optimale lokale Behandlung bei einem Befall von Lymphknoten im Hinblick auf das krankheitsfreie Überleben unbekannt. De Bleser et al. führten eine retrospektive Analyse von SBRT und ENRT bei Männern mit oligorezidiviertem mHSPC durch (De Bleser et al. 2019). Die ENRT war mit einem längeren metastasenfreien Überleben assoziiert (metastasenfreies 3-Jahres-Überleben: 77 % gegenüber 68 %, p = 0,01), allerdings um den Preis einer höheren Rate von Spättoxizität Grad ≥ 3 (16 % gegenüber 5 %, p < 0,01). Ein höherer Anteil der Patienten in der ENRT-Kohorte erhielt jedoch eine ADT, wodurch die Interpretierbarkeit dieser Ergebnisse eingeschränkt wird. Darüber hinaus könnte die mangelnde Sensitivität der Cholin-PET-CT in Bezug auf die Bewertung der Lymphknoten die Krankheitslast unterschätzen und damit die ENRT-Gruppe begünstigen. In dieser klinischen Situation wird die Durchführung einer PSMA-PET-CT diese Unsicherheiten wahrscheinlich ausräumen, da PSMA-PET-CT eine Entdeckungsrate von 42 % bei PSA-Werten ≤ 0,2 ng/ml hat (Roach et al. 2018) und eine besonders hohe Genauigkeit im Fall eines Lymphknotenbefalls zeigte (Radzina et al. 2020). Die Phase-II-Studie PEACE V-STORM randomisiert aktuell die stereotaktische ablative Bestrahlung gegenüber der elektiven ENRT mit Boost jeweils mit begleitender ADT für 6 Monate, PEACE V-STORM wird in den kommenden Jahren hochwertige Erkenntnisse zu diesem Setting liefern (Zilli et al. 2021).

Übersicht

Oligorezidivierende Lymphknotenmetastasen (bis zu 5) sollten im Rahmen klinischer Studien oder prospektiver Kohortenstudien behandelt werden.
Zwei Strategien können in Betracht gezogen werden:
- stereotaktische ablative Strahlentherapie mit oder ohne ADT,
- elektive Strahlentherapie der entsprechenden Lymphabflusswege mit einem Boost auf befallene Lymphknoten, mit begleitender ADT.

Vor der Planung einer Salvage-Strahlentherapie sollte eine PSMA-PET-CT oder eine Fluciclovin/Colin-PET-CT durchgeführt werden, um eine disseminierte Erkrankung auszuschließen.

Knochenmetastasen

Obwohl in vielen retrospektiven Studien über die Strahlentherapie bei Oligometastasen des Prostatakrebses berichtet wurde, sind nur wenige Ergebnisse zur Strahlentherapie bei Oligometastasen des Knochens veröffentlicht worden.

Fanetti et al. werteten retrospektiv die Ergebnisse von 55 Patienten aus, die mit stereotaktischer ablativer Strahlentherapie bei bis zu 3 Knochenoligometastasen behandelt wurden (Fanetti et al. 2018). 25 Patienten erhielten eine alleinige Strahlentherapie, die übrigen Patienten erhielten eine begleitende ADT. Das biochemische progressionsfreie Überleben nach 1 und 2 Jahren lag bei 51 % bzw. 13 %, was deutlich unter den publizierten Raten bei Patienten mit oligorezidivierenden Lymphknotenmetastasen liegt. Es wurde kein signifikanter Unterschied zwischen Patienten mit oder ohne begleitende ADT festgestellt. Es wurden keine Toxizitäten Grad >1 gemeldet. Habl et al. berichteten auch über die stereotaktische ablative Strahlentherapie bei einer kleinen Gruppe von 15 Patienten mit bis zu 3 Knochenmetastasen (Habl et al. 2017). Die applizierten Dosen lagen zwischen 25 und 35 Gy in 5 Fraktionen, mit einem gleichzeitig integrierten Boost auf den makroskopischen Tumor von bis zu 40 Gy. Die meisten Patienten (80 %) erhielten keine begleitende ADT. Das mediane biochemische PFS lag bei 6,9 Monaten. Die Reduktion der PSA-Werte nach der Behandlung war prädiktiv für eine biochemische Kontrolle, Patienten mit einer 10-fachen Reduktion hatten ein biochemisches progressionsfreies Überleben von 23,1 Monaten. Onal et al. berichteten über die Ergebnisse von 74 Patienten mit reinen Knochenoligometastasen im 68 Ga-PSMA PET-CT (Onal et al. 2021). 66 % der Patienten erhielten eine adjuvante ADT. Bei 33 % der Patienten kam es zu einer Krankheitsprogression, die Medianzeit bis zur Progression betrug 13,7 Monate. Ein multivariates Verfahren zeigte, dass der Befall von einer singulären Knochenmetastase sowie das PSA-Ansprechen nach der ablativen Therapie die einzigen signifikanten Prädiktoren des progressionsfreien Überlebens sind.

Aufgrund der Heterogenität der Endpunkte und des Einsatzes von ADT können aus diesen Studien nur wenige Schlussfolgerungen gezogen werden. Patienten mit rezidivierenden Knochenoligometastasen können von lokalen Therapien profitieren, doch scheint das Auftreten von rezidivierenden Knochenoligometastasen eine schlechtere Prognose zu haben als das von oligorezidivierenden Lymphknotenmetastasen. Randomisierte prospektive Studien sind zwingend notwendig, um zu zeigen, ob eine systemische Standardbehandlung mit einer lokalen Behandlung kombiniert werden sollte.

> **Übersicht**
> - Rezidivierende Knochenoligometastasen (bis zu 5) sollten im Rahmen klinischer Studien oder prospektiver Kohortenstudien behandelt werden.
> - Die stereotaktische ablative Bestrahlung ist die bevorzugte Option, wenn eine lokale Behandlung mit kurativer Absicht beabsichtigt ist. Die Bestrahlungsdosis ist meistens vom Bestrahlungsvolumen und von der Lokalisierung abhängig.
> - Vor der Planung einer Salvage-Strahlentherapie sollte eine PSMA-PET-CT oder eine Fluciclovin/Colin-PET-CT durchgeführt werden, um eine disseminierte Erkrankung auszuschließen.

Schlussfolgerungen

In den letzten 10 Jahren gewann die Strahlentherapie des Primärtumors oder der Metastasen bei der Behandlung von Patienten mit mHSPC an Popularität, da sich das biochemische und radiologische PFS sowie das OS in ausgewählten Fällen deutlich verbesserten. Männer mit „low volume" mHSPC sollten eine Strahlentherapie der Prostata entweder mit einem moderaten (55 Gy in 20 Fraktionen) oder einem extrem hypofraktionierten Schema (36 Gy in 6 Fraktionen) erhalten. Diese kann mit einer systemischen Therapie (ADT + ARPI) kombiniert werden. Die meisten Experten empfehlen die SBRT als eine MDT, um alle Oligometastasen zu beseitigen. Bei Männern mit metachroner oligometastatischer Erkrankung kann die SBRT sowohl das ADT-freie als auch das kastrationsresistenzfreie Überleben verbessern. Männer mit einem oligorezidivierenden Lymphknotenbefall können entweder eine SBRT oder ENRT mit oder ohne ADT erhalten. Der Einsatz von PET-CT der nächsten Generation, hauptsächlich mit PSMA, wird vor der Planung einer Salvage-Strahlentherapie dringend empfohlen.

Literatur

Ali A, Hoyle A, Haran ÁM, Brawley CD, Cook A, Amos C, Calvert J et al (2021) Association of bone metastatic burden with survival benefit from prostate radiotherapy in patients with newly diagnosed metastatic prostate cancer: a secondary analysis of a randomized clinical trial. JAMA Oncol 7(4):555–563. ▶ https://doi.org/10.1001/jamaoncol.2020.7857

Armstrong AJ, Szmulewitz RZ, Petrylak DP, Holzbeierlein J, Villers A, Azad A, Alcaraz A et al (2019) ARCHES: a randomized, phase iii study of androgen deprivation therapy with enzalutamide or placebo in men with metastatic hormone-sensitive prostate cancer. J Clin Oncol: Off J Ame Soc Clin Oncol 37(32):2974–2986. ▶ https://doi.org/10.1200/JCO.19.00799

Boevé LMS, Hulshof MCCM, Vis AN, Zwinderman AH, Twisk JWR, Witjes WPJ, Delaere KPJ, van Moorselaar RJA, Verhagen PCMS, van Andel G (2019) Effect on survival of androgen deprivation therapy alone compared to androgen deprivation therapy combined with concurrent radiation therapy to the prostate in patients with primary bone metastatic prostate cancer in a prospective randomised clinical trial: Data from the HORRAD Trial. European Urology 75(3):410–418. ▶ https://doi.org/10.1016/j.eururo.2018.09.008.

Bowden P, See AW, Frydenberg M, Haxhimolla H, Costello AJ, Moon D, Ruljancich P et al (2020) Fractionated stereotactic body radiotherapy for up to five prostate cancer oligometastases: interim outcomes of a prospective clinical trial. Int J Cancer 146(1):161–168. ▶ https://doi.org/10.1002/ijc.32509

Burdett S, Boevé LM, Ingleby FC, Fisher DJ, Rydzewska LH, Vale CL, van Andel G et al (2019) Prostate radiotherapy for metastatic hormone-sensitive prostate cancer: a STOPCAP systematic review and meta-analysis. Eur Urol 76(1):115–124. ▶ https://doi.org/10.1016/j.eururo.2019.02.003

Chi KN, Agarwal N, Bjartell A, Chung BH, Andrea J, de Santana P, Gomes RG, Soto ÁJ et al (2019) Apalutamide for metastatic, castration-sensitive prostate cancer. N Engl J Med 381(1):13–24. ▶ https://doi.org/10.1056/NEJMoa1903307

Connor MJ, Shah TT, Horan G, Bevan CL, Winkler M, Ahmed HU (2020) Cytoreductive treatment strategies for de novo metastatic prostate cancer. Nat Rev Clin Oncol 17(3):168–182. ▶ https://doi.org/10.1038/s41571-019-0284-3

Cornford P, Roderick CN, van den Bergh, Briers E, Van den Broeck T, Cumberbatch MG, De Santis M, Fanti S et al (2021) EAU-EANM-ESTRO-ESUR-SIOG guidelines on prostate cancer. Part II—2020 update: treatment of relapsing and metastatic prostate cancer. Eur Urol 79(2):263–282. ▶ https://doi.org/10.1016/j.eururo.2020.09.046

Culp SH, Schellhammer PF, Williams MB (2014) Might men diagnosed with metastatic prostate cancer benefit from definitive treatment of the primary tumor? A SEER-based study. Eur Urol 65(6):1058–1066. ▶ https://doi.org/10.1016/j.eururo.2013.11.012

D'Angelillo RM, Francolini G, Ingrosso G, Ravo V, Triggiani L, Magli A, Mazzeo E et al (2019) Consensus statements on ablative radiotherapy for oligometastatic prostate cancer: a position paper of italian association of radiotherapy and clinical oncology (AIRO). Crit Rev Oncol/Hematol 138(Juni):24–28. ▶ https://doi.org/10.1016/j.critrevonc.2019.03.014

Davis ID, Martin AJ, Stockler MR, Begbie S, Chi KN, Chowdhury S, Coskinas X et al (2019) Enzalutamide with standard first-line therapy in metastatic prostate cancer. N Engl J Med 381(2):121–131. ▶ https://doi.org/10.1056/NEJMoa1903835

De Bleser E, Jereczek-Fossa BA, Pasquier D, Zilli T, Van As N, Siva S, Fodor A et al (2019) Metastasis-directed therapy in treating nodal oligorecurrent prostate cancer: a multi-institutional analysis comparing the outcome and toxicity of stereotactic body radiotherapy and elective nodal radiotherapy. Eur Urol 76(6):732–739. ▸ https://doi.org/10.1016/j.eururo.2019.07.009

De Bruycker A, Lambert B, Claeys T, Delrue L, Mbah C, De Meerleer G (2017) Prevalence and prognosis of low-volume, oligorecurrent, hormone-sensitive prostate cancer amenable to lesion ablative therapy. BJU Int 12068: 15–21 https://doi.org/10.1111/bju.13938

Decaestecker K, De Meerleer G, Lambert B, Delrue L, Fonteyne V, Claeys T, De Vos F et al (2014) Repeated stereotactic body radiotherapy for oligometastatic prostate cancer recurrence. Radiat Oncol 9(1):135. ▸ https://doi.org/10.1186/1748-717X-9-135

Deek MP, Taparra K, Dao D, Chan L, Phillips R, Gao RW, Kwon ED et al (2021) Patterns of recurrence and modes of progression after metastasis-directed therapy in oligometastatic castration-sensitive prostate cancer. Int J Radiat Oncol Biol Phys 109(2):387–395. ▸ https://doi.org/10.1016/j.ijrobp.2020.08.030

Fanetti G, Marvaso G, Ciardo D, Rese A, Ricotti R, Rondi E, Comi S et al (2018) Stereotactic body radiotherapy for castration-sensitive prostate cancer bone oligometastases. Med Oncol 35(5):75. ▸ https://doi.org/10.1007/s12032-018-1137-0

Fanti S, Minozzi S, Castellucci P, Balduzzi S, Herrmann K, Krause BJ et al (2016) PET/CT with (11) C-choline for evaluation of prostate cancer patients with biochemical recurrence: meta-analysis and critical review of available data. Eur J Nucl Med Mol Imaging 43(1):55–69

Fizazi K, Foulon S, Carles J, Roubaud G, McDermott R, Fléchon A, Tombal B et al (2022) Abiraterone plus prednisone added to androgen deprivation therapy and docetaxel in de novo metastatic castration-sensitive prostate cancer (PEACE-1): a multicentre, open-label, randomised, phase 3 study with a 2 × 2 factorial design. Lancet (London, England) 399(10336):1695–1707. ▸ https://doi.org/10.1016/S0140-6736(22)00367-1

Fizazi K, NamPhuong T, Fein L, Matsubara N, Rodriguez-Antolin A, Alekseev BY, Özgüroğlu M et al (2017) Abiraterone plus prednisone in metastatic, castration-sensitive prostate cancer. N Engl J Med 377(4):352–360. ▸ https://doi.org/10.1056/NEJMoa1704174

Fodor A, Berardi G, Fiorino C, Picchio M, Busnardo E, Kirienko M et al (2017) Toxicity and efficacy of salvage carbon 11-choline positron emission tomography/computed tomography-guided radiation therapy in patients with lymph node recurrence of prostate cancer. BJU Int. 2017 Mar;119(3):406–413. ▸ https://doi.org/10.1111/bju.13510. Epub 2016 May 24

Gillessen S, Armstrong A, Attard G, Beer TM, Beltran H, Bjartell A, Bossi A et al (2022) Management of patients with advanced prostate cancer: report from the advanced prostate cancer consensus conference 2021. Eur Urol 82(1):115–141. ▸ https://doi.org/10.1016/j.eururo.2022.04.002

Glicksman RM, Metser U, Vines D, Valliant J, Liu Z, Chung PW, Bristow RG et al (2021) Curative-intent metastasis-directed therapies for molecularly-defined oligorecurrent prostate cancer: a prospective phase ii trial testing the oligometastasis hypothesis. Eur Urol 80(3):374–382. ▸ https://doi.org/10.1016/j.eururo.2021.02.031

Gomez-Iturriaga A, Ocio FC, Ost P, Fernandez I, Rodeño E, Llarena R, Garcia-Olaverri J et al (2019) Outcomes after a first and/or second salvage treatment in patients with oligometastatic prostate cancer recurrence detected by (18-F) choline PET-CT. Eur J Cancer Care 28(5):e13093. ▸ https://doi.org/10.1111/ecc.13093

Habl G, Straube C, Schiller K, Duma MN, Oechsner M, Kessel KA, Eiber M et al (2017) Oligometastases from prostate cancer: local treatment with stereotactic body radiotherapy (SBRT). BMC Cancer 17(1):361. ▸ https://doi.org/10.1186/s12885-017-3341-2

Hao C, Ladbury C, Lyou Y, Manoukian S, Ruel C, Frankel P, Dorff T, et al (2022) Long-term outcomes of patients on a phase ii prospective trial of oligometastatic hormone-sensitive prostate cancer treated with androgen deprivation and external beam radiation. Int J R Oncol, Biol, Phy 0(0). ▸ https://doi.org/10.1016/j.ijrobp.2022.06.085

Harrow S, Palma DA, Olson R, Gaede S, Louie AV, Haasbeek C, Mulroy L et al (2022) Stereotactic radiation for the comprehensive treatment of oligometastases (SABR-COMET) – extended long-term outcomes. International Journal of Radiation Oncology, Biology, Physics, May S0360-3016(22):00412–00416. ▸ https://doi.org/10.1016/j.ijrobp.2022.05.004

Hellman S, Weichselbaum RR (1995) Oligometastases. J Clin Oncol: Off J Am Soc Clin Oncol 13(1):8–10. ▸ https://doi.org/10.1200/JCO.1995.13.1.8

Hofman MS, Lawrentschuk N, Francis RJ, Tang C, Vela I, Thomas P, Rutherford N et al (2020) Prostate-specific membrane antigen PET-CT in patients with high-risk prostate cancer before curative-intent surgery or radiotherapy (ProPSMA): a prospective, randomised, multicentre study. Lancet (London, England) 395(10231):1208–1216. ▸ https://doi.org/10.1016/S0140-6736(20)30314-7

Hölscher T, Baumann M, Kotzerke J, Zöphel K, Paulsen F, Müller AC et al. (2022) Toxicity and Efficacy of Local Ablative, Image-guided Radiotherapy in Gallium-68 Prostate-specific Membrane Antigen Targeted Positron Emission Tomography-staged, Castration-sensitive Oligometastatic Prostate Cancer: The OLI-P Phase 2 Clinical Trial. Eur Urol Oncol 5(1):44–51. 10.1016/j.euo.2021.10.002

Huggins C, Hodges CV (1941) «Studies on prostatic cancer. I. The effect of castration, of estrogen and of androgen injection on serum phosphatases in metastatic carcinoma of the prostate.» Cancer Res 1:293

Imber BS, Varghese M, Goldman DA, Zhang Z, Gewanter R, Marciscano AE, Mychalczak B et al (2020) Clinical outcomes of combined prostate- and metastasis-directed radiation therapy for the treatment of de novo oligometastatic prostate cancer. Adv Radiat Oncol 5(6):1213–1224. ▶ https://doi.org/10.1016/j.adro.2020.06.018

James ND, Sydes MR, Clarke NW, Mason MD, Dearnaley DP, Spears MR, Ritchie AWS et al (2016) Addition of docetaxel, zoledronic acid, or both to first-line long-term hormone therapy in prostate cancer (STAMPEDE): survival results from an adaptive, multiarm, multistage, platform randomised controlled trial. The Lancet 387(10024):1163–1177. ▶ https://doi.org/10.1016/S0140-6736(15)01037-5

Kelly SP, Anderson WF, Rosenberg PS, Cook MB (2019) «Past, current, and future incidence rates and burden of metastatic prostate cancer in the united states», 14

Kneebone A, Hruby G, Ainsworth H, Byrne K, Brown C, Guo L, Guminski A, Eade T (2018) Stereotactic body radiotherapy for oligometastatic prostate cancer detected via prostate-specific membrane antigen positron emission tomography. Eur Urol Oncol 1(6):531–537. ▶ https://doi.org/10.1016/j.euo.2018.04.017

Kyriakopoulos CE, Chen Y-H, Carducci MA, Liu G, Jarrard DF, Hahn NM, Shevrin DH et al (2018) Chemohormonal therapy in metastatic hormone-sensitive prostate cancer: long-term survival analysis of the randomized phase III E3805 CHAARTED trial. J Clin Oncol 36(11):1080–1087. ▶ https://doi.org/10.1200/JCO.2017.75.3657

Löppenberg B, Dalela D, Karabon P, Sood A, Sammon JD, Meyer CP, Sun M et al (2017) The impact of local treatment on overall survival in patients with metastatic prostate cancer on diagnosis: a national cancer data base analysis. Eur Urol 72(1):14–19. ▶ https://doi.org/10.1016/j.eururo.2016.04.031

Niibe Y, Chang JY (2012) Novel insights of oligometastases and oligo-recurrence and review of the literature. Pulmonary Medicine 2012:1–5. ▶ https://doi.org/10.1155/2012/261096

«OLI-P: Toxicity and efficacy of local ablative radiotherapy in PSMA-PET staged, oligometastatic prostate cancer—A phase II trial. | Journal of Clinical Oncology». s. d. Consulté le 14 juillet 2022. ▶ https://ascopubs.org/doi/abs/10.1200/JCO.2021.39.6_suppl.115

Onal C, Ozyigit G, Akgun Z, Atalar B, Igdem S, Oymak E, Agaoglu F et al (2021) Oligometastatic bone disease in castration-sensitive prostate cancer patients treated with stereotactic body radiotherapy using 68Ga-PSMA PET/CT: TROD 09–004 Study. Clin Nucl Med 46(6):465–470. ▶ https://doi.org/10.1097/RLU.0000000000003558

Ost P, Jereczek-Fossa BA, Van As N, Zilli T, Tree A, Henderson D, Orecchia R et al (2016) Pattern of progression after stereotactic body radiotherapy for oligometastatic prostate cancer nodal recurrences. Clin Oncol 28(9):e115–e120. ▶ https://doi.org/10.1016/j.clon.2016.04.040

Ost P, Reynders D, Decaestecker K, Fonteyne V, Lumen N, De Bruycker A, Lambert B et al (2020) Surveillance or metastasis-directed therapy for oligometastatic prostate cancer recurrence (STOMP): five-year results of a randomized phase II trial. Journal of Clinical Oncology 38(6_suppl):10–10. ▶ https://doi.org/10.1200/JCO.2020.38.6_suppl.10

Parker CC, James ND, Brawley CD, Clarke NW, Ali A, Amos CL, Attard G et al (2022) Radiotherapy to the prostate for men with metastatic prostate cancer in the UK and Switzerland: long-term results from the STAMPEDE randomised controlled trial. PLoS Med 19(6):e1003998. ▶ https://doi.org/10.1371/journal.pmed.1003998

Pasqualetti F, Panichi M, Sainato A, Matteucci F, Galli L, Cocuzza P, Ferrazza P et al (2016) [18F]Choline PET/CT and stereotactic body radiotherapy on treatment decision making of oligometastatic prostate cancer patients: preliminary results. Rad Oncol (London, England) 11:9. ▶ https://doi.org/10.1186/s13014-016-0586-x))

Phillips R, Shi WY, Deek M, Noura Radwan, Jin Lim S, Antonarakis ES, Rowe SP et al (2020) Outcomes of observation vs stereotactic ablative radiation for oligometastatic prostate cancer: the ORIOLE phase 2 randomized clinical trial. JAMA Oncol 6(5):650. ▶ https://doi.org/10.1001/jamaoncol.2020.0147

Ploussard G, Gandaglia G, Borgmann H, de Visschere P, Heidegger I, Kretschmer A, Mathieu R et al (2019) Salvage lymph node dissection for nodal recurrent prostate cancer: a systematic review. Eur Urol 76(4):493–504. ▶ https://doi.org/10.1016/j.eururo.2018.10.041

Radzina M, Tirane M, Roznere L, Zemniece L, Dronka L, Kalnina M, Biederer J, Lietuvietis V, Freimanis A, Vjaters E (2020) Accuracy of 68Ga-PSMA-11 PET/CT and multiparametric MRI for the detection of local tumor and lymph node metastases in early biochemical recurrence of prostate cancer. Am J Nucl Med Mol Imaging . 2020 Apr 15;10(2):106–118. ECollection 2020

Reverberi C, Massaro M, Osti MF, Anzellini D, Marinelli L, Montalto A, De Sanctis V, Valeriani M (2020) Local and metastatic curative radiotherapy in patients with de novo oligometastatic prostate cancer. Sci Rep 10(1):17471. ▶ https://doi.org/10.1038/s41598-020-74562-3

Reyes DK, Pienta KJ (2015) The biology and treatment of oligometastatic cancer. Oncotarget 6(11):8491–8524. ▶ https://doi.org/10.18632/oncotarget.3455

Roach PJ, Francis R, Emmett L, Hsiao E, Kneebone A, Hruby G, Eade T et al (2018) The impact of ^{68}Ga-PSMA PET/CT on Management intent in prostate cancer: results of an australian prospective multicenter study. J Nucl Med 59(1):82–88. ▶ https://doi.org/10.2967/jnumed.117.197160

Rusthoven CG, Jones BL, Flaig TW, David Crawford E, Koshy M, Sher DJ, Mahmood U et al (2016) Improved survival with prostate radiation in addition to androgen deprivation therapy for men with newly diagnosed metastatic prostate cancer. J Clin Oncol 34(24):2835–2842. ▶ https://doi.org/10.1200/JCO.2016.67.4788

Siva S, Bressel M, Murphy DG, Shaw M, Chander S, Violet J, Tai KH et al (2018) Stereotactic abative body radiotherapy (SABR) for oligometastatic prostate cancer: a prospective clinical trial. Eur Urol 74(4):455–462. ▶ https://doi.org/10.1016/j.eururo.2018.06.004

Smith MR, Hussain M, Saad F, Fizazi K, Sternberg CN, David Crawford E, Kopyltsov E et al (2022) Darolutamide and survival in metastatic, hormone-sensitive prostate cancer. N Engl J Med 386(12):1132–1142. ▶ https://doi.org/10.1056/NEJMoa2119115

Supiot S, Vaugier L, Pasquier D et al (2021) OLIGOPELVIS GETUG S07, a multicenter phase II trial ofof combined high-dose salvage radiotherapy and hormone therapy in oligorecurrent pelvic node relapses in prostate cancer. Eur Urol 80(4):405–414. ▶ https://doi.org/10.1016/j.eururo.2021.06.010

Sweeney CJ, Chen Y-H, Carducci M, Liu G, Jarrard DF, Eisenberger M, Wong Y-N et al (2015) Chemohormonal therapy in metastatic hormone-sensitive prostate cancer. N Engl J Med 373(8):737–746. ▶ https://doi.org/10.1056/NEJMoa1503747

Tran PT, Ost P (2019) Developments in oligometastatic hormone-sensitive prostate cancer. World J Urol 37(12):2545–2547. ▶ https://doi.org/10.1007/s00345-019-03009-w

Tzelepi V, Efstathiou E, Wen S, Troncoso P, Karlou M, Pettaway CA, Pisters LL, Hoang A, Logothetis CJ, Pagliaro LC (2011) Persistent, biologically meaningful prostate cancer after 1 year of androgen ablation and docetaxel treatment. J Clin Oncol 29(18):2574–2581. ▶ https://doi.org/10.1200/JCO.2010.33.2999

Zilli T, Dirix P, Heikkilä R, Liefhooghe N, Siva S, Gomez-Iturriaga A, Everaerts W et al (2021) The multicenter, randomized, phase 2 PEACE V-STORM trial: defining the best salvage treatment for oligorecurrent nodal prostate cancer metastases. Eur Urol Focus 7(2):241–244. ▶ https://doi.org/10.1016/j.euf.2020.12.010

Zytoreduktive Prostatektomie und Metastasektomie beim metastasierten Prostatakarzinom

Axel Heidenreich, Julian Heidenreich und David Pfister

Inhaltsverzeichnis

Einleitung – 40

Lokale Therapie des Primärtumors – 40

Metastasenresektion beim mHSPC – 45

Literatur – 46

© Der/die Autor(en), exklusiv lizenziert an Springer-Verlag GmbH, DE, ein Teil von Springer Nature 2023
A. S. Merseburger und M. C. Roesch (Hrsg.), *Metastasiertes Prostatakarzinom*,
https://doi.org/10.1007/978-3-662-67297-6_5

Einleitung

Trotz der zunehmenden Wahrnehmung von Früherkennungsprogrammen werden auch heute noch ca. 10 % der neu diagnostizierten Prostatakarzinome im Stadium der systemischen Metastasierung diagnostiziert. Ungefähr 30 % der Patienten entwickeln nach lokaler Primärtherapie durch die verschiedenen radio-onkologischen Therapiemethoden bzw. nach radikaler Prostatektomie eine systemische Metastasierung. Die Therapie der Wahl des metastasierten hormonnaiven Prostatakarzinoms (mHSPC) besteht in der medikamentösen Kastration durch die Androgendeprivation, die noch bis vor 10 Jahren als Monotherapie erfolgte, jedoch in den vergangenen 70 Jahren keine Verbesserung der Prognose mit sich brachte (Chi et al. 2021). Unter alleiniger Androgendeprivation (ADT) mittels Luteinizing-Hormone-Releasing-Hormone (LHRH)-Analoga oder Gonadotropin-Releasing-Hormone (GnRH)-Antagonisten beträgt das mediane progressionsfreie Überleben 11,2 Monate, das mediane Gesamtüberleben 42,3 Monate (Fizazi et al. 2022a). Aufgrund der positiven Ergebnisse prospektiv randomisierter klinischer Phase-III-Studien stellt heutzutage die Kombinationstherapie der ADT mit Abirateron/Prednison, Apalutamid oder Enzalutamid bzw. mit Docetaxel/Prednison die Therapie der Wahl mit einer klinisch relevanten Verbesserung der onkologischen Resultate dar (Armstrong et al. 2022; Chi et al. 2021; Fizazi et al. 2022a, 2019; Smith et al. 2022a; Clarke et al. 2019; Davis et al. 1304; Gravis et al. 2013; Kyriakopoulos et al. 2018). In den aktuellen prospektiv randomisierten klinischen Phase-III-Studien PEACE-1 und ARASENS hat sich zudem gezeigt, dass bei Patienten mit einer De-novo-Metastasierung und hoher Tumorlast bzw. einer alleinigen High-risk-/High-volume-Situation die Tripletherapie mit der Kombination einer ADT plus Abirateron/Prednison und Docetaxel bzw. die Kombination ADT, Docetaxel und Darolutamid zu einem signifikanten Benefit in Bezug auf das radiografische metastasenfreie und das Gesamtüberleben führt (Smith et al. 2022b; Fizazi et al. 2022b). In Abhängigkeit der Metastasenlast, der Komorbiditäten des Patienten sowie der nachfolgenden potenziellen Zweit- und Drittlinientherapie kann zwischen den verschiedenen Kombinationen individuell gewählt werden.

Neben der systemischen Tumortherapie stellt insbesondere bei Patienten mit mHSPC und geringer Metastasenlast die lokale Therapie des Prostatakarzinoms (PCa) mittels Radiotherapie bzw. radikaler Prostatektomie eine Option dar, die mit einem onkologischen Benefit verbunden ist (Parker et al. 2018; Heidenreich et al. 2018). Auch bei Patienten mit symptomatischer lokaler Progression eines mHSPC oder eines metastasierten kastrationsresistenten PCa (mCRPC) sollten bei subvesikaler bzw. supravesikaler Obstruktion palliative chirurgische Maßnahmen diskutiert werden (Heidenreich et al. 2020).

Die lokale chirurgische oder radio-onkologische metastasengerichtete Therapie scheint auf dem Boden kleinerer, meist retrospektiver Studien einen gewissen Stellenwert bei Patienten mit einer Oligometastasierung einzunehmen.

Im diesem Kapitel sollen die operativen Therapiekonzepte beim mHSPC und dem mCRPC bezüglich Indikation, Durchführung, therapieassoziierter Komplikationen sowie dem onkologischen und funktionellen Ergebnis kritisch beleuchtet werden.

Lokale Therapie des Primärtumors

Während bis vor wenigen Jahren das Dogma galt, dass der Primärtumor bei mHSPC aufgrund eines fehlenden onkologischen Benefits nicht zu behandeln sei, wandelt sich die Einstellung aufgrund der Daten prospektiver und großer retrospektiver Studien zunehmend.

So wurden in der STAMPEDE-Studie 1029 bzw. 1032 Männer mit mHSPC in die Therapiearme der systemischen Kombinationstherapie (ADT + Docetaxel) plus einer lokalen hypofraktionierten Bestrahlungstherapie der Prostata versus der alleinigen Systemtherapie randomisiert (Parker et al. 2018). Das Gesamtüberleben wurde als der primäre Endpunkt der Studie definiert. 40 % bzw. 56 % der Patienten wiesen eine geringe bzw. eine hohe Metastasenlast nach den CHAARTED-Kriterien auf. Die Strahlentherapie wurde entweder mit 36 Gy in 6 Einzelfraktionen über 6 Wochen oder mit 55 Gy in 20 Einzelfraktionen über 4 Wochen appliziert. Nach einem medianen Follow-up von 37 Monaten betrug das 3-Jahres-Gesamtüberleben 62 % in der Kontrollgruppe versus 65 % in der Kombinationsgruppe. Allerdings konnte ein signifikanter Überlebensbenefit von 81 % versus 73 % (HR = 0,68, p = 0,007) für die Gruppe der Patienten mit niedriger Metastasenlast dargestellt werden. Nach 3 Jahren zeigte sich jedoch eine lokale symptomatische Progression des PCa bei 42 % bzw. 44 % der Patienten nach Radiotherapie bzw. in der Kontrollgruppe.

Die lokale Bestrahlungstherapie in Addition zu einer systemischen Kombinationstherapie stellt aktuell somit eine leitliniengerechte Therapie des mHSPC mit geringer Metastasenlast dar.

Die Rolle der zytoreduktiven radikalen Prostatektomie (zRPE) hat sich in den vergangenen Jahren bei adäquater Patientenauswahl zunehmend etabliert und auch Eingang in die aktuellen S3-Leitlinien gefunden. Letztendlich hat die kleine prospektive Studie von Tzelepi et al. (Tzelepi et al. 2011) die Initialzündung zu den ersten klinischen Studien der zRPE gegeben. In der genannten Studie wurden 32 Patienten mit einem lokal fortgeschrittenen PCa und Lymphknotenmetastasen einer kombinierten systemischen Chemo-Hormontherapie über 1 Jahr ausgesetzt, bevor alle Patienten eine zRPE mit ausgedehnter pelviner Lymphadenektomie erhielten. Die Autoren konnten nicht nur zeigen, dass alle Patienten trotz idealer PSA-Reduktion ein vitales PCa und zwei Drittel eine vitale Lymphknotenmetastasierung aufwiesen. Es konnte ebenso dargelegt werden, dass alle in der Prostata verbliebenen kastrationsresistenten Tumorzellklone basierend auf einem umfassenden molekularen Profiling biologische Eigenschaften einer fortbestehenden, potenziell letalen Metastasierung aufweisen.

In der Folgezeit hat eine Vielzahl klinischer Studien den Effekt der lokalen Therapie im Vergleich zu einer alleinigen Systemtherapie bezüglich des Gesamt- und des tumorspezifischen Überlebens untersucht. In einer aktuellen Metaanalyse wurden hierzu 27 klinische Studien zur Lokaltherapie ausgewertet, von denen 11 populationsbasierte Studien, 9 Fall-Kontroll-Studien und 7 einarmige Studien darstellten (Wang et al. 2018; Culp et al. 2014; Gratzke et al. 2014; Guo et al. 2021; Jin et al. 2020a, b; Parikh et al. 2017; Satkunasivam et al. 2015; Stolzenbach et al. 2021; Babst et al. 2022; Buelens et al. 2022; Chaloupka et al. 2021; Dai et al. 2022; Heidenreich et al. 2015).

Populationsbasierte Studien

Culp und Mitarbeiter (Culp et al. 2014) haben erstmals in einer retrospektiven Analyse der SEER – Datenbank die onkologischen Ergebnisse der radikalen Prostatektomie und der LDR-Brachytherapie gegenüber dem Standardvorgehen der alleinigen ADT anhand eines Kollektivs von 7811, 245 bzw. 129 Patientenevaluiert. Es zeigte sich, dass die zRPE zu einer signifikanten Verbesserung des Gesamtüberlebens sowie des tumorspezifischen Überlebens nach 5 Jahren (67,4 % und 75,8 %) gegenüber der ADT (22,5 % und 48,7 %, p < 0,001) führte. Ebenso war die Brachytherapie mit einer entsprechenden signifikanten Verbesserung des Gesamt- und des tumorspezifischen Überlebens (52,6 % und 61,3 %, p < 0,001) gegenüber der ADT assoziiert. Auch nach der Adaptation verschiedener tumorspezifischer Parameter blieb der Überlebensbenefit der zRPE mit einer Hazard Ratio (HR) von 0,38 (95 %-KI:0,27–0,53) sowie der Brachytherapie bei einer HR von 0,68 (95 %-KI: 0,49–0,93) bestehen. In einer weiteren populationsbasierten Studie der National Cancer Data Bank bestätigten Parikh et al. (Parikh et al. 2017) den Benefit der lokalen Therapie in einer Kohorte von 6051 Patienten (n = 5224 ohne lokale Therapie, n = 622 zRPE, n = 205 Strahlentherapie) auch nach Adjustierung für Alter, Komorbiditäten und TNM-Klassifikation mit einer HR von 0,27 (95 %-KI: 0.22–0,33). Eine weitere Analyse von 5849 Patienten der SEER-Datenbank (n = 5628 ohne lokale Therapie, n = 159 zRPE, n = 62 Strahlentherapie) bestätigte den potenziellen onkologischen Benefit einer lokalen Therapie in Bezug auf das Gesamt- (HR = 0,60, 95 %-KI: 0,42–0,87) und das tumorspezifische Überleben (HR = 0,56, 95 %-KI: 0,37–0,86) (Jin et al. 2020a). In einer Subgruppenanalyse kamen die Autoren zu dem Schluss, dass insbesondere Patienten mit Knochenmetastasen oder extraregionären Lymphknotenmetastasen von einer lokalen Therapie zu profitieren scheinen (Jin et al. 2020b).

Vergleichende Studien zRPE versus Strahlentherapie

Jing et al. (Jin et al. 2020a) untersuchten die onkologischen Ergebnisse der verschiedenen Therapieoptionen anhand von 19.612 Patienten der SEER-Datenbank (n = 18.857 ohne lokale Therapie, n = 435 zRPE, n = 320 Strahlentherapie). Wie in den oben zitierten klinischen Studien konnten die Autoren den Benefit der lokalen Therapie in Bezug auf Gesamt- und tumorspezifisches Überleben gegenüber der alleinigen Systemtherapie bestätigen (Tab. 1). Ein Vorteil der zRPE gegenüber der Strahlentherapie ließ sich in dieser Analyse nicht ableiten. Guo et al. (Guo et al. 2021) führten eine Fall-Kontroll-Studie zum Vergleich der zRPE mit der Strahlentherapie an jeweils 148 Patienten mit identischen Patienten- und Tumorcharakteristika durch und konnten keinen therapeutischen Vorteil der einen oder der anderen Behandlungsvariante darstellen. Stolzenbach et al. (Stolzenbach et al. 2021) hingegen dokumentierten einen Vorteil der zRPE (n = 954) gegenüber der Strahlentherapie (n = 3326) in einem Kollektiv der SEER-Datenbank bezüglich des Gesamtüberlebens (HR = 0,82, 95 %-KI: 0,71–0,94) auch nach Adjustierung von Alter, PSA, Biopsie Gleason Score und TNM-Stadium. Allerdings müssen bei dieser Auswertung die Limitationen der SEER-Datenbank ebenso berücksichtigt werden wie die Tatsache, dass der Parameter Gesamtüberleben immer mit dem Bias vergesellschaftet ist, dass die Patienten mit einer höheren Komorbidität primär radioonkologisch und nicht chirurgisch therapiert werden. Somit kann aktuell kein Vorteil für eine der beiden Therapievarianten festgestellt werden. Wichtig ist aus Sicht der Autoren, dass unter bestimmten Kautelen eine lokale Therapie auf jeden Fall zur systemischen Therapie addiert wird.

Fall-Kontroll-Studien

Die Arbeitsgruppe um Heidenreich et al. (Heidenreich et al. 2015) hat schließlich erstmals eine Fall-Kontroll-Studie zur zRPE bei 32 Patienten im Vergleich zur alleinigen ADT bei 38 Patienten durchgeführt. Einschlusskriterien für die zRPE waren ein lokal resezierbares PCa mit dem Nachweis von maximal 3 ossären Metastasen in der Skelettszintigrafie, der Ausschluss einer viszeralen oder retroperitonealen Lymphknotenmetastasierung sowie ein günstiges therapeutisches Ansprechen auf eine 6-monatige klassische ADT. Als günstiges Ansprechen wurde ein Abfall des PSA-Werts < 1,0 ng/ml, entsprechend der Ergebnisse der SWOG 9346-Studie, definiert (Hussain et al. 2013). Trotz idealen Ansprechens auf die ADT wiesen alle Patienten ein vitales PCa auf, in 56 % der

Fälle waren vitale Lymphknotenmetastasen vorhanden. Bei einem mittleren Follow-up von 40,6 bzw. 44 Monaten in der zRPE- bzw. der Kontrollgruppe wurde bereits ein signifikanter Benefit in Bezug auf das klinische progressionsfreie Überleben (38,6 versus 26,5 Monate, p=0,032) sowie das Zeitintervall bis zur Entwicklung einer Kastrationsresistenz (40 versus 29 Monate, p=0,14) evident. Zudem war in der Gruppe der zRPE keine palliative Intervention aufgrund einer tumorbedingten sub- oder supravesikalen Obstruktion erforderlich, während dies bei 71 % der Patienten in der ADT-Gruppe notwendig wurde.

In weiteren vergleichenden Studien zwischen der zRPE und der Systemtherapie anhand von kleinen Patientenkollektiven konnte kein eindeutiger Vorteil für die chirurgische Therapie dargestellt werden. Dieser fehlende Nachweis eines Behandlungsvorteils kann zum einen an den Kollektiven mit geringer Patientenzahl, zum anderen am therapeutischen Design der Studien liegen. So dokumentierten Moschini et al. (Lumen et al. 2021) an einem Kollektiv von 47 Patienten (n=31 zRPE, n=16 ADT) nach einem medianen Follow-up von 38,8 Monaten einen deutlichen Unterschied bezüglich des 5-Jahres-tumorspezifischen Überlebens von 62 % versus 46 %, was jedoch keine statistische Signifikanz erreichte. Buehlens et al. (Buelens et al. 2022) rekrutierten je 40 Patienten mit mHSPC prospektiv in die beiden Therapiearme zRPE versus ADT mit dem primären Studienziel des CRPC-freien Überlebens. Nach einem medianen Follow-up von 35 Monaten betrug das mediane CRPC-freie Überleben 53 versus 21 Monate (p=0,017), und das lokale ereignisfreie Überleben betrug 83 % versus 59 % (p=0,012). Nach Adjustierung patienten- und tumorspezifischer Parameter im Sinne eines Propensity Score waren die Differenzen nicht mehr signifikant unterschiedlich. Auch wenn diese Daten keinen Vorteil der zRPE vermuten lassen, ist das Studiendesign zu berücksichtigen, das sich deutlich von dem Kölner Konzept unterscheidet. In den vorliegenden Kollektiven wurden alle Patienten nach Diagnosestellung und ohne neoadjuvante Vortherapie lokal behandelt. Durch dieses nicht-selektive Vorgehen wird ein gewisser Anteil von Patienten operiert, der aufgrund biologischer Eigenschaften des Primärtumors nicht von einer lokalen Therapie profitieren wird. Durch das Kölner Konzept einer neoadjuvanten Vortherapie können diese Patienten sicher identifiziert werden, wie in einer großen retrospektiven Studie dokumentiert werden konnte.

In der größten retrospektiven klinischen Studie zeigte sich für 113 Patienten mit einem günstigen Ansprechen auf eine 6-monatige neoadjuvante ADT (PSA-Abfall mindestens 50 % des Ausgangswertes, geringe Metastasenlast) ein medianes Gesamtüberleben von 85,4 Monaten sowie ein medianes klinisches rezidivfreies Überleben von 72,3 Monaten (Heidenreich et al. 2018). Keiner der operierten Patienten entwickelte bei einem medianen Follow-up von 47 Monaten ein lokales symptomatisches Rezidiv im Vergleich zu 42 % in der STAMPEDE-Studie nach Strahlentherapie. Die 3-Jahres- bzw. 5-Jahres-Überlebensrate betrug nach zRPE 87,6 % bzw. 79,6 %. Trotz dieser vielversprechenden Daten repräsentiert die zRPE eine sehr individuelle Therapieentscheidung, die insbesondere bei lokal symptomatischem bzw. progredientem PCa diskutiert werden sollte.

Prospektiv randomisierte klinische Studien
In der einzigen bis dato vorliegenden, prospektiv randomisierten Studie wurden je 100 Patienten mit oligometastasiertem mHSPC ohne Nachweis einer viszeralen Metastasierung einer lokalen und systemischen Therapie oder einer alleinigen systemischen Therapie zugeführt (Lumen et al. 2021). Hierbei erhielten 85 und 15 Patienten eine zRPE bzw. eine lokale Strahlentherapie. Nach einem medianen Follow-up von 48 Monaten wiesen die Patienten nach lokaler Therapie

- ein signifikant besseres Gesamtüberleben (HR = 0,44, 95 %-KI: 0,29–0,67),
- ein radiografisch progressionsfreies Überleben (HR = 0,43, 95 %-KI: 0,27–0,70) sowie
- ein PSA-progressionsfreies Überleben (HR = 0,44, 95 %-KI: 0,29–0,67)

auf als die Patienten mit alleiniger Systemtherapie.

Perioperative Komplikationen
Zusammenfassend zeigen alle klinischen Studien eine perioperative Komplikationsrate, die derjenigen der RPE bei lokal fortgeschrittenem Prostatakarzinom entspricht (Heidenreich et al. 2018, 2015; Wang et al. 2018; Culp et al. 2014; Gratzke et al. 2014; Guo et al. 2021; Jin et al. 2020a, b; Parikh et al. 2017; Satkunasivam et al. 2015; Stolzenbach et al. 2021; Babst et al. 2022; Buelens et al. 2022; Chaloupka et al. 2021; Dai et al. 2022). Die Rate an schwerwiegenden Komplikationen entsprechend einem Clavien-Dindo Grad IIIa–V beträgt ca. 10 %, zeigt jedoch in Abhängigkeit des Operateurs eine erhebliche Variationsbreite von 6,5–21 %. Die Komplikationsrate ist dabei weniger von der Operationstechnik als vom Operateur abhängig.

Pathohistologie
Die pathohistologische Analyse der radikalen Prostatektomiepräparate zeigt bei allen Patienten auch nach neoadjuvanter systemischer Vorbehandlung ein signifikantes PCa, das in über 80 % der Fälle ein pT3a/b-Stadium einnimmt (Heidenreich et al. 2018, 2015; Wang et al. 2018; Culp et al. 2014; Gratzke et al. 2014; Guo et al. 2021; Jin et al. 2020a, 2020b; Parikh et al. 2017; Satkunasivam et al. 2015; Stolzenbach et al. 2021; Babst et al. 2022; Buelens et al. 2022; Chaloupka et al. 2021; Dai et al. 2022). Die Rate positiver Lymphknoten nach extendierter pelviner Lymphadenektomie liegt bei 31–81 %. Die Rate positiver Resektionsränder wird unter anderem bestimmt durch eine medikamentöse Vortherapie und mit 31 % bis 91 % beschrieben. Ob eine adjuvante Radiatio bei ohnehin kontinuierlich fortgesetzter ADT onkologisch sinnvoll ist, bleibt derzeit offen.

Funktionelle Ergebnisse
Subvesikale oder supravesikale Obstruktion, postoperative Inkontinenz und erektile Dysfunktion sind als mögliche tumorbedingte oder operationsbedingte Komplikationen zu berücksichtigen.

Obstruktive Miktionsbeschwerden auf dem Boden einer lokalen Progression des PCa sind nahezu ausschließlich bei Patienten ohne lokale Tumortherapie beschrieben. Heidenreich et al. (Heidenreich et al. 2018) zeigten in ihrer Fall-Kontroll-Studie bei 29 % der konservativ behandelten Patienten die Notwendigkeit einer Intervention am oberen oder unteren Harntrakt. In der prospektiven LoMP-Studie (Buelens et al. 2022) benötigten 38 % der konservativ therapierten Patienten eine Intervention am unteren Harntrakt aufgrund obstruktiver Beschwerden. Steuber und Mitarbeiter dokumentierten gar bei 35 % der Patienten ohne lokale Therapie schwerwiegende Komplikationen am unteren Harntrakt. In einer weiteren Arbeit zeigten Lumen et al. (Lumen et al. 2021), dass das lokale ereignisfreie Überleben nach zRPE signifikant verbessert ist (HR = 0,36, 95 %-KI: 0,14–0,94). Auch in der STAMPEDE-Studie entwickelten 27 % der bestrahlten Patienten eine lokale symptomatische Tumorprogression mit Interventionsbedarf bei einem Follow-up von 3 Jahren (Parker et al. 2018). Eine der Rationalen der zRPE besteht somit in der effektiven Prävention einer lokalen und symptomatischen Tumorprogression (Steuber et al. 2017; Xue et al. 2020).

Die postoperative Inkontinenzrate unterscheidet sich in den publizierten Serien mit ca. 90 % kaum von derjenigen nach RPE bei lokal fortgeschrittenem PCa. Die Rate der kompletten Kontinenz ohne Vorlagenverbrauch liegt zwischen 53 % und

68 % (Heidenreich et al. 2018; Chaloupka et al. 2021; Dai et al. 2022; Poelaert et al. 2017; Takagi et al. 2022).

Die Rate der erektilen Dysfunktion nach zRPE lässt sich nur eingeschränkt beurteilen, da die Patienten auch postoperativ eine kombinierte ADT fortgesetzt erhalten. Zudem sind die meist lokal fortgeschrittenen Tumorstadien der zRPE zu berücksichtigen, die eine nervprotektive Operation nur in ca. 20 % im Vergleich zu 55 % bei organbegrenztem PCa ermöglichen (Chaloupka et al. 2021).

> **Fazit**
> Die Daten der vorliegenden überwiegend retrospektiven klinischen Studien lässt einen Vorteil der zRPE im Vergleich zur alleinigen Systemtherapie vermuten. Auch die bisher durchgeführten kleinen prospektiven klinischen Studien zeigen einen onkologischen Benefit auf. Die perioperativen Komplikationsraten unterscheiden sich nicht von denen einer RPE im nicht-metastasierten Stadium. Dennoch ist die zRPE noch als ein individuelles therapeutisches Vorgehen zu sehen und sollte nicht unreflektiert allen Patienten mit mHSPC angeboten werden. Die bisherigen Daten lassen den größten onkologischen Benefit für die Patienten mit geringer Metastasenlast und mit einem guten Ansprechen auf die neoadjuvante kombinierte ADT vermuten.

Metastasenresektion beim mHSPC

Die Datenlage zur Metastasenresektion ist gering und umfasst nur kleine Fallserien, die im Folgenden zusammengefasst werden sollen (Ploussard et al. 2021; Won et al. 2013; Antwi und Everson 2014; Rajwa et al. 2022; Battaglia et al. 2019; Gandaglia et al. 2017; Ciriaco et al. 2019; Ogunbona et al. 2021; Dearnaley et al. 2022). Die überwiegende Mehrzahl der klinischen Studien hat sich mit dem Therapiekonzept der stereotaktischen Radiotherapie von Patienten mit Oligometastasen und mHSPC befasst. Beim operativen Vorgehen müssen skelettale von retroperitonealen Lymphknoten- (M1a) und viszeralen Metastasen differenziert werden.

Die Resektion von **Knochenmetastasen** reduziert sich auf sehr kleine Kollektive von Patienten mit einem oligometastasierten mHSPC, die zum Zeitpunkt der Operation noch keine systemische Therapie erhalten haben (Antwi und Everson 2014). Einige Patienten wurden alleinig operativ reseziert, andere erhielten eine begleitende ADT, sodass die rezidivfreien Überlebenszeiten schwer zu beurteilen sind. Die Metastasenresektion ossärer Läsionen sollte somit nur in sehr ausgewählten Kasuistiken, vorzugsweise bei Patienten mit symptomatischen, einer Radiotherapie nicht zugänglichen Filiae als Option diskutiert werden.

Für die **viszeralen Metastasen** liegen die meisten Resultate für die Resektion von Lungenmetastasen vor. Für eine solche Operation kommen in erster Linie die Patienten mit isolierten und operativ gut zugänglichen in der Peripherie der Lunge gelegenen Filiae in Betracht (Antwi und Everson 2014; Rajwa et al. 2022). In dieser Situation erreichen 60–80 % der Patienten ein biochemisches Ansprechen bei einem PSA < 0,2 ng/ml und eine Rezidivfreiheit ohne adjuvante Systemtherapie von ca. 2 Jahren.

Eine weitere **wichtige Indikation** zu operativen Metastasenresektion besteht bei Patienten mit einer symptomatischen Beteiligung des Spinalkanals. Das Risiko für die Entwicklung einer radiologisch detektierten Metastase des Spinalkanals liegt bei 6,7 % (Gandaglia et al. 2017b). Auch konnte in dieser klinischen Studie von Dearnaley et al. (Gandaglia et al. 2017b) gezeigt werden, dass das Risiko der Entwicklung einer symptomatischen Metastase bei früher Therapie versus Beobachtung nicht abgesenkt wird (6,7 % versus 4,3 %) und somit ein Screening-MRT nicht erforderlich ist. Bei symptomatischer Spinalkanalmetastase ist in den meisten Fällen aufgrund der neurologischen Defizite die notfallmäßige Laminektomie gefolgt von einer adjuvanten Bestrahlung als Therapie der Wahl anzusehen (Ciriaco et al. 2019; Ogunbona et al. 2021; Dearnaley et al. 2022). Unter dieser Therapie ist mit einer kompletten Restitutio ad integram bezüglich motorischer bzw. sensorischer Defizite bei 42 % bzw. 61 % der Patienten zu rechnen. Eine komplette Schmerzfreiheit kann bei 60–80 % der Patienten verwirklicht werden, die Regeneration einer Urin- bzw. Stuhlinkontinenz ist bei 80 % der Patienten zu erreichen.

Bezüglich **isolierter retroperitonealer Lymphknotenmetastasen** ist eine retroperitoneale Lymphadenektomie technisch machbar, wie in verschiedenen klinischen Serien gezeigt werden konnte (Chohan et al. 2018), jedoch ist das mittel- bis langfristige onkologische Ergebnis unbefriedigend (Chohan et al. 2018; Hashmi et al. 2022; Younsi et al. 2020; Heidenreich et al. 2016). Der Nachweis retroperitonealer Metastasen repräsentiert einen ungünstigen Risikofaktor, der mit einer frühen und hohen Rezidivrate auch nach extendierter RPLA assoziiert ist. Der Nachweis von retroperitonealen Metastasen im PSMA-PET/CT (HR = 2,92, p = 0,004) sowie der histologische Nachweis von Lymphknotenmetastasen (HR = 2,78, p = 0,02) sind mit einem hohen Rezidivrisiko assoziiert. Eine ausgedehnte RPLA ist somit nur für die Patienten eine vorübergehende therapeutische Alternative, bei denen aufgrund von patientenspezifischen Faktoren eine Systemtherapie nicht möglich ist.

Alle anderen Metastasenlokalisationen (Leber, Gehirn etc.) werden lokal durch chirurgische oder radioonkologische Maßnahmen im Wesentlichen nur bei symptomatischer Progression behandelt.

Fazit
Zusammenfassend ist die Metastasenresektion allenfalls bei isolierten Lungenmetastasen indiziert, die einfach und komplikationsarm über eine videoassistierte Thorakoskopie operiert werden können. Skelettale Oligometastasen werden besser stereotaktisch bestrahlt.

Literatur

Antwi S, Everson TM (2014) Prognostic impact of definitive local therapy of the primary tumor in men with metastatic prostate cancer at diagnosis: a population-based, propensity score analysis. Cancer Epidemiol 38:435–441

Armstrong AJ, Azad AA, Iguchi T, Szmulewitz RZ, Petrylak DP, Holzbeierlein J, Villers A, Alcaraz A, Alekseev B, Shore ND et al (2022) Improved survival with enzalutamide in patients with metastatic hormone-sensitive prostate cancer. J Clin Oncol 40:1616–1622

Babst C, Amiel T, Maurer T, Knipper S, Lunger L, Tauber R, Retz M, Herkommer K, Eiber M, von Amsberg G et al (2022) Cytoreductive radical prostatectomy after chemohormonal therapy in patients with primary metastatic prostate cancer. Asian J Urol 9:69–74

Battaglia A, Devos G, Decaestecker K et al (2019) Metastasectomy for visceral and skeletal oligorecurrent prostate cancer. World J Urol 37:1543–1549

Buelens S, Poelaert F, Claeys T, De Bleser E, Dhondt B, Verla W, Ost P, Rappe B, De Troyer B, Verbaeys C et al (2022) Multicentre, prospective study on local treatment of metastatic prostate cancer (LoMP study). BJU Int 129:699–707

Chaloupka M, Stoermer L, Apfelbeck M, Buchner A, Wenter V, Stief CG, Westhofen T, Kretschmer A (2021) Health-related quality of life following cytoreductive radical prostatectomy in patients with de-novo oligometastatic prostate cancer. Cancers 13:5636

Chi KN, Chowdhury S, Bjartell A, Chung BH, Pereira de Santana Gomes AJ, Given R, Juárez A, Merseburger AS, Özgüroglu M, Uemura H et al (2021) Apalutamide in patients with metastatic castration-sensitive prostate cancer: final survival analysis of the randomized, double-blind, phase III TITAN study. J Clin Oncol 39:2294–2303

Chohan MO, Kahn S, Cederquist G, Reiner AS, Schwab J, Laufer I, Bilsky M (2018) Surgical decompression of high-grade spinal cord compression from hormone refractory metastatic prostate cancer. Neurosurgery 82(5):670–677

Clarke NW, Ali A, Ingleby FC, Hoyle A, Amos CL, Attard G, Brawley CD, Calvert J, Chowdhury S, Cook A et al (2019) Addition of docetaxel to hormonal therapy in low-and high-burden metastatic hormone sensitive prostate cancer: long-term survival results from the STAMPEDE trial. Ann Oncol 30:1992–2003

Ciriaco P, Briganti A, Bernabei A et al (2019) Safety and early oncologic outcomes of lung resection in patients with isolated pulmonary recurrent prostate cancer: a single-center experience. Eur Urol 75:871–874

Culp SH, Schellhammer PF, Williams MB (2014) Might men diagnosed with metastatic prostate cancer benefit from definitive treatment of the primary tumor? A SEER-based study. Eur. Urol. 65:1058–1066

Dai B, Zhang S, Wan FN, Wang HK, Zhang JY, Wang QF, Kong YY, Ma XJ, Mo M, Zhu Y et al (2022) Combination of androgen deprivation therapy with radical local therapy versus androgen deprivation therapy alone for newly diagnosed oligometastatic prostate cancer: a phase ii randomized controlled trial. Eur Urol Oncol 5:519–525

Davis ID, Martin AJ, Zielinski RR, Thomson A, Tan TH, Sandhu S, Reaume MN, Pook DW, Parnis F, North SA et al (2022) Updated overall survival outcomes in ENZAMET (ANZUP 1304), an international, cooperative group trial of enzalutamide in metastatic hormone-sensitive prostate cancer (mHSPC). J Clin Oncol 40(Suppl. S17), LBA5004

Dearnaley D, Hinder V, Hijab A, Horan G, Srihari N, Rich P, Houston JG, Henry AM, Gibbs S, Venkitaraman R, Cruickshank C, Hassan S, Miners A, Mason M, Pedley I, Payne H, Brock S, Wade R, Robinson A, Din O, Lees K, Graham J, Worlding J, Murray J, Parker C, Griffin C, Sohaib A, Hall E (2022) PROMPTS investigators. Observation versus screening spinal MRI and pre-emptive treatment for spinal cord compression in patients with castration-resistant prostate cancer and spinal metastases in the UK (PROMPTS): an open-label, randomised, controlled, phase 3 trial. Lancet Oncol. Apr 23(4):501–513

Fizazi K, Tran N, Fein L, Matsubara N, Rodriguez-Antolin A, Alekseev BY, Özgüroglu M, Ye D, Feyerabend S, Protheroe A et al (2019) Abiraterone acetate plus prednisone in patients with newly diagnosed high-risk metastatic castrationsensitive prostate cancer (LATITUDE): final overall survival analysis of a randomised, double-blind, phase 3 trial. Lancet Oncol 20:686–700

Fizazi K, Foulon S, Carles J, Roubaud G, McDermott R, Fléchon A, Tombal B, Supiot S, Berthold D, Ronchin P et al (2022a) Abiraterone plus prednisone added to androgen deprivation therapy and docetaxel in de novo metastatic castration-sensitive prostate cancer (PEACE-1): a multicentre, open-label, randomised, phase 3 study with a 2 2 factorial design. Lancet 399:1695–1707

Fizazi K, Foulon S, Carles J, Roubaud G, McDermott R, Fléchon A, Tombal B, Supiot S, Berthold D, Ronchin P, Kacso G, Gravis G, Calabro F, Berdah JF, Hasbini A, Silva M, Thiery-Vuillemin A, Latorzeff I, Mourey L, Laguerre B, Abadie-Lacourtoisie S, Martin E, El Kouri C, Escande A, Rosello A, Magne N, Schlurmann F, Priou F, Chand-Fouche ME, Freixa SV, Jamaluddin M, Rieger I, Bossi A (2022b) PEACE-1 investigators. Abiraterone plus prednisone added to androgen deprivation therapy and docetaxel in de novo metastatic castration-sensitive prostate cancer (PEACE-1): a multicentre, open-label, randomised, phase 3 study with a 2×2 factorial design. Lancet. Apr 30;399(10336):1695–1707

Fossati N, Suardi N, Gandaglia G, Bravi CA, Soligo M, Karnes RJ, Shariat S, Battaglia A, Everaerts W, Joniau S, Van Poppel H, Rajarubendra N, Gill IS, Larcher A, Mottrie A, Schmautz M, Heidenreich A, Kalz A, Osmonov D, Juenemann KP, Herlemann A, Gratzke C, Stief C, Montorsi F, Briganti A (2019) Identifying the optimal candidate for salvage lymph node dissection for nodal recurrence of prostate cancer: results from a large. Multi-institutional Analysis. Eur Urol 75(1):176–183

Gandaglia G, Fossati N, Stabile A, Bandini M, Rigatti P, Montorsi F, Briganti A (2017a) Radical prostatectomy in men with oligometastatic prostate cancer: results of a single-institution series with long-term follow-up. Eur Urol 72:289–292

Gandaglia G, Fossati N, Stabile A et al (2017b) Radical prostatectomy in men with oligometastatic prostate cancer: results of a single-institution series with long-term follow-up. Eur Urol 72:289–292

Gravis G, Fizazi K, Joly F, Oudard S, Priou F, Esterni B, Latorzeff I, Delva R, Krakowski I, Laguerre B et al (2013) Androgendeprivation therapy alone or with docetaxel in non-castrate metastatic prostate cancer (GETUG-AFU 15): a randomised, open-label, phase 3 trial. Lancet Oncol 14:149–158

Gratzke C, Engel J, Stief CG (2014) Role of radical prostatectomy in metastatic prostate cancer: data from the munich cancer registry. Eur Urol 66:602–603

Guo X, Xia H, Su X, Hou H, Zhong Q, Wang J (2021) Comparing the survival outcomes of radical prostatectomy versus radiotherapy for patients with de novo metastasis prostate cancer: a population-based study. Front Oncol 11:797462

Hashmi SMM, Hammoud I, Kumar P, Sartaj AA, Ghosh K, Ray A, Golash A (2022) Outcome of surgical treatment for metastatic spinal cord compression: a single-center retrospective study. Asian J Neurosurg. 17(4):577–583

Heidenreich A, Fossati N, Pfister D, Suardi N, Montorsi F, Shariat S, Grubmüller B, Gandaglia G, Briganti A, Karnes RJ (2018) Cytoreductive radical prostatectomy in men with prostate cancer and skeletal metastases. Eur Urol Oncol 1:46–53

Heidenreich A, Pfister D, Porres D (2015) Cytoreductive radical prostatectomy in patients with prostate cancer and low volume skeletal metastases: results of a feasibility and case-control study. J Urol 193:832–838

Heidenreich A, Bludau M, Bruns C, Nestler T, Porres D, Pfister DJKP (2020) Pelvic exenteration surgery in patients with locally advanced castration-naïve and castration-resistant, symptomatic prostate cancer. BJU Int 126(3):342–349

Heidenreich A, Moul JW, Shariat S, Karnes RJ (2016) Role of salvage lymph node dissection in prostate cancer. Curr Opin Urol 26(6):581–589

Hussain M, Tangen CM, Berry DL, Higano CS, Crawford ED, Liu G, Wilding G, Prescott S, Kanaga Sundaram S, Small EJ, Dawson NA, Donnelly BJ, Venner PM, Vaishampayan UN, Schellhammer PF, Quinn DI, Raghavan D, Ely B, Moinpour CM, Vogelzang NJ, Thompson IM Jr (2013) Intermittent versus continuous androgen deprivation in prostate cancer. N Engl J Med Apr 4;368(14):1314–1325

Jin K, Qiu S, Jin H, Zheng X, Zhou X, Jin D, Li J, Yang L, Wei Q (2020a) Survival outcomes for metastatic prostate cancer patients treated with radical prostatectomy or radiation therapy: a SEER-based study. Clin Genitourin Cancer 18:e705–e722

Jin S, Wei J, Wang J, Wang B, Wu J, Gan H, Dai B, Qin X, Lin G, Wei Y et al (2020b) Prognostic value of local treatment in prostate cancer patients with different metastatic sites: a population based retrospective study. Front Oncol 10:527952

Kim IY, Mitrofanova A, Panja S, Sterling J, Srivastava A, Kim J, Kim S, Singer EA, Jang TL, Ghodoussipour S et al (2022) Genomic analysis and long-term outcomes of a phase 1 clinical trial on cytoreductive radical prostatectomy. Prostate Int. 10:75–79

Knipper S, Beyer B, Mandel P, Tennstedt P, Tilki D, Steuber T, Graefen M (2020) Outcome of patients with newly diagnosed prostate cancer with low metastatic burden treated with radical prostatectomy: a comparison to STAMPEDE arm H. World J Urol 38:1459–1464

Kyriakopoulos CE, Chen YH, Carducci MA, Liu G, Jarrard DF, Hahn NM, Shevrin DH, Dreicer R, Hussain M, Eisenberger M et al (2018) Chemohormonal therapy in metastatic hormone-sensitive prostate cancer: long-term survival analysis of the randomized phase III E3805 CHAARTED trial. J Clin Oncol 36:1080–1087

Lumen N, De Bleser E, Buelens S, Verla W, Poelaert F, Claeys W, Fonteyne V, Verbeke S, Villeirs G, De Man K et al (2021) The role of cytoreductive radical prostatectomy in the treatment of newly diagnosed low-volume metastatic prostate cancer. Results from the local treatment of metastatic prostate cancer (LoMP) Registry. Eur Urol Open Sci 29:68–76

Mandel PC, Huland H, Tiebel A, Haese A, Salomon G, Budäus L, Tilki D, Chun F, Heinzer H, Graefen M et al (2021) Enumeration and changes in circulating tumor cells and their prognostic value in patients undergoing cytoreductive radical prostatectomy for oligometastatic prostate cancer-translational research results from the prospective ProMPT trial. Eur Urol Focus 7:55–62

Mistretta FA, Luzzago S, Conti A, Verri E, Marvaso G, Collà Ruvolo C, Catellani M, Di Trapani E, Cozzi G, Bianchi R et al (2022) Oligometastatic prostate cancer: a comparison between multimodality treatment vs. androgen deprivation therapy alone. Cancers 14:2313

Moschini M, Morlacco A, Kwon E, Rangel LJ, Karnes RJ (2017) Treatment of M1a/M1b prostate cancer with or with out radical prostatectomy at diagnosis. Prostate Cancer Prostatic Dis 20:117–121

Ogunbona OB, Goodman AL, Osunkoya AO (2021) Metastatic prostatic adenocarcinoma to the brain and spinal cord: a contemporary clinicopathologic analysis of 30 cases. Int J Clin Exp Pathol 14:45–53

Parker CC, James ND, Brawley CD, Clarke NW, Hoyle AP, Ali A, Ritchie AWS, Attard G, Chowdhury S, Cross W et al (2018) Radiotherapy to the primary tumour for newly diagnosed, metastatic prostate cancer (STAMPEDE): a randomized controlled phase 3 trial. Lancet 392:2353–2366

Parikh RR, Byun J, Goyal S, Kim IY (2017) Local therapy improves overall survival in patients with newly diagnosed metastatic prostate cancer. Prostate 77:559–572

Ploussard G, Grabia A, Beauval JB, Barret E, Brureau L, Dariane C, Fiard G, Fromont G, Gauthé M, Mathieu R et al (2021) A 5-year contemporary nationwide evolution of the radical prostatectomy landscape. Eur Urol Open Sci 34:1–4

Poelaert F, Verbaeys C, Rappe B, Kimpe B, Billiet I, Plancke H, Decaestecker K, Fonteyne V, Buelens S, Lumen N (2017) Cytoreductive prostatectomy for metastatic prostate cancer: first lessons learned from the multicentric prospective local treatment of metastatic prostate cancer (LoMP) Trial. Urology 106:146–152

Rajwa P, Yanagisawa T, Gruber M, Heidenreich A, Joniau S, Briganti A, Shariat SF, Marra G, Gandaglia G (2022) Surgical metastasectomy for visceral and bone prostate cancer metastases: a mini-review. Eur Urol Focus S2405–4569(22):00241–00243

Rigatti P, Suardi N, Briganti A, Da Pozzo LF, Tutolo M, Villa L, Gallina A, Capitanio U, Abdollah F, Scattoni V, Colombo R, Freschi M, Picchio M, Messa C, Guazzoni G, Montorsi F (2011) Pelvic/retroperitoneal salvage lymph node dissection for patients treated with radical prostatectomy with biochemical recurrence and nodal recurrence detected by [11C]choline positron emission tomography/computed tomography. Eur Urol 60(5):935–943

Satkunasivam R, Kim AE, Desai M, Nguyen MM, Quinn DI, Ballas L, Lewinger JP, Stern MC, Hamilton AS, Aron M et al (2015) Radical prostatectomy or external beam radiation therapy vs no local therapy for survival benefit in metastatic prostate cancer: a SEER-medicare analysis. J Urol 194:378–385

Sooriakumaran P, Wilson C, Rombach I, Hassanali N, Aning J, D Lamb A, Cathcart P, Eden C, Ahmad I, Rajan P et al (2022) Feasibility and safety of radical prostatectomy for oligo-metastatic prostate cancer: the testing radical prostatectomy in men with prostate cancer and oligo-metastases to the bone (TRoMbone) trial. BJU Int 130:43–53

Smith MR, Hussain M, Saad F, Fizazi K, Sternberg CN, Crawford ED, Kopyltsov E, Park CH, Alekseev B, Montesa-Pino Á et al (2022a) Darolutamide and survival in metastatic, hormone-sensitive prostate cancer. N Engl J Med 386:1132–1142

Smith MR, Hussain M, Saad F, Fizazi K, Sternberg CN, Crawford ED, Kopyltsov E, Park CH, Alekseev B, Montesa-Pino Á, Ye D, Parnis F, Cruz F, Tammela TLJ, Suzuki H, Utriainen T, Fu C, Uemura M, Méndez-Vidal MJ, Maughan BL, Joensuu H, Thiele S, Li R, Kuss I, Tombal B (2022b) ARASENS Trial investigators. Darolutamide and survival in metastatic, hormone-sensitive prostate cancer. N Engl J Med Mar 24;386(12):1132–1142

Steuber T, Berg KD, Røder MA, Brasso K, Iversen P, Huland H, Tiebel A, Schlomm T, Haese A, Salomon G et al (2017) Does cytoreductive prostatectomy really have an impact on prognosis in prostate cancer patients with low-volume bone metastasis? Results from a prospective case-control study. Eur Urol Focus 3:646–649

Stolzenbach LF, Deuker M, Collà-Ruvolo C, Nocera L, Tian Z, Maurer T, Steuber T, Tilki D, Briganti A, Saad F et al (2021) Radical prostatectomy improves survival in selected metastatic prostate cancer patients: a North American population-based study. Int J Urol 28:834–839

Suardi N, Gandaglia G, Gallina A, Di Trapani E, Scattoni V, Vizziello D, Cucchiara V, Bertini R, Colombo R, Picchio M, Giovacchini G, Montorsi F, Briganti A (2015) Long-term outcomes of salvage lymph node dissection for clinically recurrent prostate cancer: results of a single-institution series with a minimum follow-up of 5 years. Eur Urol 67(2):299–309

Takagi K, Kawase M, Kato D, Kawase K, Takai M, Iinuma K, Nakane K, Hagiwara N, Yamada T, Tomioka M et al (2022) Robot-assisted radical prostatectomy for potential cancer control in patients with metastatic prostate cancer. Curr Oncol 29:2864–2870

Tzelepi V, Efstathiou E, Wen S, Troncoso P, Karlou M, Pettaway CA, Pisters LL, Hoang A, Logothetis CJ, Pagliaro LC (2011) Persistent, biologically meaningful prostate cancer after 1 year of androgen ablation and docetaxel treatment. J Clin Oncol 29(18):2574–2581

Wang Y, Qin Z, Wang Y, Chen C, Wang Y, Meng X, Song N (2018) The role of radical prostatectomy for the treatment of metastatic prostate cancer: a systematic review and meta-analysis. Biosci Rep 38:BSR20171379

Won AC, Gurney H, Marx G, De Souza P, Patel MI (2013) Primary treatment of the prostate improves local palliation in men who ultimately develop castrate-resistant prostate cancer. BJU Int 112:E250–E255

Xue P, Wu Z, Wang K, Gao G, Zhuang M, Yan M (2020) Oncological outcome of combining cytoreductive prostatectomy and metastasis-directed radiotherapy in patients with prostate cancer and bone oligometastases: a retrospective cohort study. Cancer Manag. Res. 12:8867–8873

Younsi A, Riemann L, Scherer M, Unterberg A, Zweckberger K (2020) Impact of decompressive laminectomy on the functional outcome of patients with metastatic spinal cord compression and neurological impairment. Clin Exp Metastasis 37(2):377–390

Androgendeprivationstherapie beim metastasierten Prostatakarzinom

Peter Hammerer und Lukas Manka

Inhaltsverzeichnis

Einleitung – 53

Kastrationsspiegel – 54

Androgensignalweg – 54

Androgenrezeptor – 55

Testosteronsenkende Therapie – 55

Orchiektomie – 55

Antiandrogene der 1. Generation – 56

Steroidale Antiandrogene – 56

Nicht-steroidale Antiandrogene – 57

Agonisten des Luteinisierungshormonfreisetzenden Hormons – 58

Luteinisierungshormonfreisetzende Hormonantagonisten – 59

© Der/die Autor(en), exklusiv lizenziert an Springer-Verlag GmbH, DE, ein Teil von Springer Nature 2023
A. S. Merseburger und M. C. Roesch (Hrsg.), *Metastasiertes Prostatakarzinom*,
https://doi.org/10.1007/978-3-662-67297-6_6

Orale luteinisierungshormonfreisetzende Hormonantagonisten – 59

Literatur – 60

Das Prostatakarzinom ist eine androgenabhängige Erkrankung. Die Androgenentzugstherapie (ADT) ist einer der wichtigsten Bausteine in der Behandlung des lokal fortgeschrittenen und metastasierten Prostatakarzinoms (mPCa) und beruht auf der Beeinflussung der Signalübertragung der Hypothalamus-Hypophyse-Gonaden-Achse.

Ein Androgenentzug (ADT) kann erreicht werden, indem die Sekretion testikulärer Androgene auf unterschiedliche Weise unterdrückt wird.

Die primäre ADT ist seit über 50 Jahren die Standardtherapie für die Behandlung des metastasierten Prostatakarzinoms.

Patienten mit mPCa weisen ein heterogenes Krankheitsbild auf, die Prognose ist abhängig u. a. von der Anzahl und der Lokalisation der Knochenmetastasen, vom Nachweis viszeraler Metastasen, der Tumoraggressivität und dem Performancestatus.

Das mediane Gesamtüberleben von Patienten mit neu diagnostiziertem mPCa mit alleiniger ADT beträgt ca. 42 Monate.

Eine alleinige ADT wird für die Behandlung metastasierter Prostatakarzinomerkrankungen nicht empfohlen. Aufgrund der Ergebnisse der großen randomisierten Phase-III-Studien empfehlen die Leitlinien die Kombination einer ADT mit Medikamenten wie Apalutamid, Enzalutamid oder Abirateron beziehungsweise der Kombination einer Chemotherapie mit Docetaxel in Kombination mit Darolutamid für Patienten, die für eine derartige erweiterte Therapie fit sind. Bei allen Patienten im metastasiertem Krankheitsstadium soll eine mögliche Kombinationstherapie einer ADT und einer systemischen Therapie angesprochen werden.

Bei einem Progress der Erkrankung des hormonsensitiven (kastrationssensitiven) Prostatakarzinoms zum metastasierten kastrationsresistenten Prostatakarzinom (CRPC) soll die ADT weiter fortgesetzt werden.

> **Tipp**
>
> Hormontherapien, die die Erzeugung von Androgenen blockieren oder den Androgenrezeptor direkt hemmen, sind wichtige Therapien für die Behandlung von fortgeschrittenem Prostatakrebs.
>
> Ein großer therapeutischer Fortschritt der letzten Jahre bei metastasiertem, kastrationsempfindlichem Prostatakrebs ist der Einsatz von Hormontherapien der nächsten Generation zusätzlich zur medizinischen oder chirurgischen Kastration für die Erstlinientherapie.
>
> Zu den Resistenzmechanismen gegen Hormontherapien gehören verschiedene Wege, auf denen der Tumor die Regeneration potenter Androgene ermöglicht oder auf andere Weise die Androgenrezeptorsignalgebung wiederherstellt.

Einleitung

Da das Prostatakarzinom ein testosteronabhängiger Tumor ist, lässt sich das Tumorwachstum durch eine Androgendeprivationstherapie (ADT) zunächst erfolgreich verzögern. Ein Androgenentzug kann erreicht werden, indem die Sekretion testikulärer Androgene auf unterschiedliche Weise unterdrückt wird (Desai et al. 2021; Chung und Abboud 2022).

Dies kann mit der Hemmung der zirkulierenden Androgene auf der Ebene ihres Rezeptors kombiniert werden, was als maximale Androgenblockade (MAB) unter Verwendung der Antiandrogene der 1. Generation bezeichnet wird (Desai et al. 2021; EAU Guidelines 2023; Pagliarulo et al. 2012).

Ein hormonsensitives/-sensibles Prostatakarzinom (HSPC) entspricht einem Krankheitsstadium, in dem der Tumor auf eine ADT anspricht.

Nach einer gewissen Behandlungsdauer entsteht eine Hormon- oder Kastrationsresistenz, sodass der Tumor trotz der

ADT fortschreitet ([metastasiertes] kastrationsresistentes Prostatakarzinom = [m]CRPC) (Desai et al. 2021). In diesem Stadium sind Lebensqualität und Gesamtüberleben die relevanten Endpunkte für die Patienten. Einen Sonderfall des CRPC mit einem rasch progredienten Verlauf stellt das Stadium des nicht-metastasierten kastrationsresistenten Prostatakarzinoms (nmCRPC) dar (Desai et al. 2021; EAU Guidelines 2023).

Kastrationsspiegel

Der Testosteronspiegel im Blutserum eines gesunden Mannes unterliegt tageszeitlichen Schwankungen und folgt einer zirkadianen Rhythmik, wobei der Wert frühmorgens ein Maximum und nachmittags ein Minimum durchläuft (Oefelein et al. 2000; Morote et al. 2009).

Der Normbereich des Testosteronwerts liegt für Männer zwischen 12 und 40 nmol/L (3,5–11,5 ng/mL).

Die Bestimmung erfolgt meist per Immunassay-Methodik.

Der Kastrationsspiegel ist definiert als ein Serumtestosteronwert < 50 ng/dL (1,7 nmol/l). Nach chirurgischer Kastration liegt der gemessene Testosteronwert im Mittel bei 15 ng/dl, sodass der Serumtestosteronwert < 20 ng/dL (< 0,7 nmol/L) als neuer Standard diskutiert wird (Oefelein et al. 2000; Morote et al. 2009; Perachino et al. 2010).

> **Übersicht**
>
> Es gibt zunehmend Hinweise darauf, dass sehr niedrige Testosteronnadirspiegel, insbesondere in den ersten Monaten der ADT, mit verbesserten klinischen Ergebnissen, einschließlich Überleben, verbunden sein können (Morote et al. 2009; Klotz et al. 2015).

Dies bestätigt die entscheidende Rolle von Testosteron bei der Stimulierung von PCa-Zellen und unterstreicht die Bedeutung der Auswahl einer ADT mit dem größten Einfluss auf die Testosteronspiegel. Während der Therapie sollen deshalb die Testosteronserumspiegel (T-Spiegel) kontrolliert werden (Morote et al. 2009).

Androgensignalweg

Das Verständnis des Androgensignalwegs ist wichtig, um die pharmakologische Behandlung bewerten zu können (Desai et al. 2021; Chung und Abboud 2022).

Die Testosteronsekretion wird im Hypothalamus durch die pulsierende Freisetzung von LHRH initiiert, gefolgt von der Bindung an und Stimulation von LHRH-Rezeptoren in der vorderen Hypophyse, die die Freisetzung von luteinisierendem (LH) und follikelstimulierendem (FSH) Hormon bewirken (Desai et al. 2021).

LH stimuliert Rezeptoren auf Leydig-Zellen im Hoden, um die Produktion von Testosteron zu induzieren. Die Unterdrückung dieser Hypothalamus-Hypophysen-Gonaden-Achse ist der Mechanismus, durch den LHRH-Agonisten (auch als Gonadotropin-Releasing-Hormon [GnRH] bezeichnet) und Antagonisten die zirkulierenden T-Spiegel senken (Perachino et al. 2010; Klotz et al. 2015).

Die Hemmung von Enzymen, die an der Biosynthese von T beteiligt sind, ist ein zusätzliches therapeutisches Ziel. Testosteron ist ein Steroidhormon, das durch eine Kaskade biochemischer Reaktionen aus Cholesterin gewonnen wird (Crawford et al. 2019; Ferraldeschi et al. 2013).

An den letzten Schritten der Biosynthese sind die Enzyme 17α-Hydroxylase und C17,20-Lyase beteiligt, die die Vorstufen Pregnenolon in das schwächere Androgen Dehydroepiandrosteron und Progesteron in Androstendion umwandeln. Diese Enzyme kommen normalerweise in den Hoden und Nebennieren vor. Durch wirksame Hemmung dieser Enzyme kann die Biosynthese von T verhindert werden. Darüber hinaus kann der Androgenrezeptorsignalweg (AR-Signalweg) direkt durch Antiandrogene gehemmt werden, die die Bindung von Androgen an den AR verhindern. In PCa-Zellen bindet DHT an den AR im Zytoplasma und bewirkt, dass aktivierte Proteine im Zellkern die Transkription von Genen fördern, die das Zellwachstum und -überleben regulieren (Desai et al. 2021; Ferraldeschi et al. 2013).

Androgenrezeptor

Androgene regulieren viele entscheidende Aspekte der männlichen Entwicklung und der Fortpflanzungsfunktionen durch die Wirkung des AR.

Die Transkription von AR-regulierten Genen wird nach AR-Bindung durch Testosteron und insbesondere durch das stärkste Androgen, 5α-Dihydrotestosteron (DHT), induziert, das in peripheren Geweben (einschließlich der Prostata) aus Testosteron durch Aktivität des Enzyms 5α-Reduktase entsteht (Matsumoto et al. 2013).

Die Erkenntnis, dass Prostatakrebs durch Androgenwirkung angetrieben wird, kam vor fast 80 Jahren mit der Entdeckung von Huggins und Hodges, dass eine medizinische oder chirurgische Kastration eine Rückbildung von Prostatatumoren verursacht (Huggins und Hodges 1941).

Die normale Prostataentwicklung wird von Androgenen angetrieben. Die AR-Signalübertragung ist jedoch beim Prostatakarzinom so verändert, dass die Androgensignalübertragung bei Prostatakrebs die Tumorproliferation und -progression fördert (Desai et al. 2021; Auchus und Sharifi 2020).

Testosteronsenkende Therapie

Die Absenkung des Testosteronspiegels auf ein Kastrationslevel kann durch operative chirurgische Behandlung und medikamentöse Therapien erzielt werden.

Die medikamentösen therapeutischen Strategien beinhalteten die Beeinflussung der Hypothalamus-Hypophysen-Hoden-Achse, um so die Testosteronproduktion zu unterbinden.

Dazu gehören synthetische Versionen von Östrogenen wie z. B. Diethylstilbestrol, das den Testosteronspiegel im Serum unterdrückt, indem es die negative Rückkopplung auf den Hypothalamus verstärkt und dadurch die Freisetzung von LH reduziert (Desai et al. 2021; Kent et al. 1973). Die Verwendung von Östrogenen war jedoch aufgrund erheblicher Nebenwirkungen wie Gynäkomastie, sexueller Dysfunktion und venöser thromboembolischer und kardiovaskulärer Ereignisse begrenzt (Moffat 1990; Schroder et al. 2004). In den 1960-er und 1970-er Jahren wurden sowohl steroidale (Megestrolacetat, Cyproteronacetat, Medroxyprogesteron) als auch nicht-steroidale Antiandrogentherapien wie AR-Antagonisten der 1. Generation (Bicalutamid, Flutamid und Nilutamid) entwickelt (Desai et al. 2021; Iversen 2002; Shore et al. 2016).

Orchiektomie

Die primäre Form der ADT, die weltweit immer noch verwendet wird, ist die bilaterale Orchiektomie (Desmond et al. 1988). Es handelt sich bei der Orchiektomie um ein einfaches, kostengünstiges und komplikationsarmes chirurgisches OP-Verfahren, welches in örtlicher Betäubung durchgeführt werden kann und rasch ein Kastrationsniveau erreicht. Dieses Verfahren ist irreversibel und ermöglicht deshalb keine intermittierende Therapie (EAU Guidelines 2023).

Es gibt Vorteile der bilateralen Orchiektomie, wie z. B. Kosteneinsparungen im

Vergleich zur medizinischen Kastration, die möglicherweise durch das psychologische Trauma für den Patienten und die Irreversibilität des Verfahrens aufgewogen werden (Singh et al. 2021).

Neben der bilateralen totalen Orchiektomie wird die bilaterale subkapsuläre Orchiektomie angeboten, um das Gefühl eines tastbaren Hodens zu erhalten und mögliche psychologische Folgen zu verhindern.

Verschiedene Studien haben den psychischen Einfluss des Hodenverlustes und der Patientenzufriedenheit für die operativen Verfahren untersucht.

Die vorliegenden Untersuchungen zeigten keinen relevanten Unterschied hinsichtlich der psychischen oder physischen Beeinträchtigung im Hinblick auf das verwendete Operationsverfahren (Singh et al. 2021; Zhang et al. 1996).

Antiandrogene der 1. Generation

In den letzten 30 Jahren wurde eine Reihe von Antiandrogenen entwickelt und für verschiedene Stadien des PCa zugelassen.

Zu den AR-Antagonisten der 1. Generation gehörten Flutamid, Nilutamid und Bicalutamid, die 1989, 1995 bzw. 1996 von der FDA zugelassen wurden (Schroder et al. 2004; Iversen 2002; Shore et al. 2016).

Selektive AR-Antagonisten der 1. Generation wie Bicalutamid wirken, indem sie die Bindung von Testosteron und DHT an den AR hemmen, und werden häufig in Kombination mit GnRH-Agonisten bei metastasierten Erkrankungen verabreicht, um die Auswirkungen des anfänglichen klinischen Schubs (d. h. Knochenschmerzen, Rückenmarkkompression und obstruktive Uropathie) zu blockieren.

Der Überlebensvorteil der Kombination von Antiandrogenen mit der konventionellen ADT (maximale Androgenblockade) versus der alleinigen ADT über der konventionellen ADT ist begrenzt. Eine umfangreiche Metaanalyse von 27 Studien und 8275 Patienten, die die Ergebnisse einer maximalen Androgenblockade (mit Nilutamid, Flutamid oder Cyproteronacetat) im Vergleich zur Androgensuppression mit Orchiektomie oder GnRH-Agonisten untersuchte, ergab einen 5-Jahres-Überlebensvorteil von 2–3 % (Prostate Cancer Trialists' Collaborative Group 2000).

Klassifikation Antiandrogene
Diese oralen Antiandrogene der 1. Generation werden nach ihrer chemischen Struktur wie folgt klassifiziert (Desai et al. 2021; Chung und Abboud 2022; EAU Guidelines 2023):

1. **steroidale Antiandrogene** wie z. B. Cyproteronacetat (CPA), Megestrolacetat und Medroxyprogesteronacetat,
2. **nicht-steroidale Antiandrogene** wie z. B. Nilutamid, Flutamid und Bicalutamid.

Beide Klassen konkurrieren mit Androgenen auf der Rezeptorebene. Dies führt zu einem unveränderten oder leicht erhöhten T-Spiegel. Umgekehrt haben steroidale Antiandrogene progestationale Eigenschaften, die zu einer zentralen Hemmung führen, indem sie die Blut-Hirn-Schranke passieren (Desai et al. 2021; Chung und Abboud 2022).

Steroidale Antiandrogene

Diese Verbindungen sind synthetische Derivate von Hydroxyprogesteron.

Cyproteronacetat (CPA) war das erste zugelassene Antiandrogen mit einer Halbwertszeit von 31–41 h (Huggins und Hodges 1941).

CPA ist ein Hydroxyprogesteronderivat mit antiandrogener und antigonadotroper Aktivität. CPA wird zur Behandlung von fortgeschrittenem PCa und darüber hinaus auch selten bei Frauen bei Akne, Brustkrebs, Hirsutismus und vorzeitiger Pubertät eingesetzt. CPA hält den negativen Rückkopplungsmechanismus der Hypophyse aufrecht, indem es die peripheren Wirkungen von Testosteron hemmt und dadurch die Gonadotropinsekretion unterdrückt. Eine leichte und vorübergehende Erhöhung der Leberenzymwerte wird bei 10–30 % der Patienten berichtet.

> **Anwendungsbereiche**
> Mögliche Anwendungsgebiete entsprechend der aktuellen Zulassung sind folgende 3 Bereiche:
> 1. Palliative Therapie des metastasierenden oder lokal fortgeschrittenen inoperablen PCa, wenn sich die Behandlungen mit LHRH-Analoga als unzureichend erwiesen haben, kontraindiziert sind oder der oralen Therapie der Vorzug gegeben wird.
> 2. Initial zur Abmilderung von unerwünschten Folgeerscheinungen, die zu Beginn der Behandlung mit LHRH-Agonisten durch den anfänglichen Anstieg des Serumtestosterons hervorgerufen werden können.
> 3. Zur Behandlung von Hitzewallungen bei Patienten, die mit LHRH-Analoga behandelt werden, oder nach Orchiektomie.
>
> Die Dosierung beträgt täglich 2- bis 3-mal 1 Tablette (= 200–300 mg pro Tag). Die Anwendung von Cyproteron ist bei Patienten mit Lebererkrankungen kontraindiziert.

Nebenwirkungen

Die am häufigsten berichteten Nebenwirkungen von Patienten sind verringerte Libido, erektile Dysfunktion und reversible Hemmung der Spermatogenese. Die schwerwiegendsten Nebenwirkungen betrafen hepatotoxische Reaktionen, gutartige und bösartige Lebertumore, die zu intraabdominalen Blutungen führen können, sowie thromboembolische Ereignisse.

Nicht-steroidale Antiandrogene

Die nicht-steroidale Antiandrogenmonotherapie mit z. B. Nilutamid, Flutamid oder Bicalutamid führen nicht zu einer Testosteronsuppression, sondern zu einer Blockierung des Androgenrezeptors.

Bicalutamid ist ein nicht-steroidales Antiandrogen ohne andere endokrine Aktivität. Es bindet an AR, ohne Aktivierung der Genexpression, und verhindert daher die Androgenstimulation (Iversen 2002; Shore et al. 2016). Bicalutamid ist zugelassen für die Behandlung des fortgeschrittenen PCa in Kombination mit einer LHRH-(Luteinisierendes-Hormon-Releasing-Hormon)-Analogon-Therapie oder einer operativen Kastration.

Die zur Anwendung bei der maximalen Androgenblockade (MAB) zugelassene Dosierung beträgt 50 mg/Tag und 150 mg/Tag für die Monotherapie.

Eine Kombinationsanalyse zweier klinischer Studien, die 805 unbehandelte Patienten mit metastasiertem PCa einschlossen und die eine Sterblichkeit von 43 % erwarten ließ, zeigte, dass die Behandlung mit Bicalutamid weniger effektiv ist als die Kastration (HR = 1,30).

Die pharmakologischen Nebenwirkungen von nicht-steroidalen Antiandrogenen sind hauptsächlich Gynäkomastie (70 %) und Brustschmerzen (68 %).

Die doppelblinde, randomisierte Phase 2 TERRAIN-Studie verglich symptomatische Männer mit Prostatakrebsprogression unter ADT mit Enzalutamid 160 mg/Tag oder Bicalutamid 50 mg/Tag zusätzlich zu ADT bis zum Fortschreiten der Krankheit (Shore et al. 2016).

Patienten in der Enzalutamid-Gruppe hatten ein signifikant verbessertes medianes progressionsfreies Überleben (15,7 Monate) im Vergleich zu Patienten in der Bicalutamid-Gruppe (5,8 Monate, Hazard Ratio 0,44, $p < 0{,}0001$).

Agonisten des Luteinisierungshormonfreisetzenden Hormons

Langwirksame LHRH-Agonisten sind derzeit die Hauptformen der ADT. Diese synthetischen LHRH-Analoga sind als Depotinjektionen mit einer Wirkdauer von 1, 2, 3, 6 Monate(n) oder 1 Jahr verfügbar.

Sie binden an GnRH-Rezeptoren auf gonadotropinproduzierenden Zellen im Hypophysenvorderlappen und werden deshalb auch als GnRH-Agonisten bezeichnet (Desai et al. 2021; Chung und Abboud 2022; EAU Guidelines 2023).

Die GnRH-Agonisten Histrelin, Goserelin, Leuprolid und Triptorelin wurden in den 1980-er Jahren zugelassen.

Die verschiedenen LHRH Agonisten weisen unterschiedliche Arzneimittelabgabetechnologien auf, um eine kontinuierliche, kontrollierte Freisetzung des Arzneimittels zu bewirken. Dazu gehören intramuskulär zu verabreichende (i. m.) Präparate mit einer Mikrosphärentechnologie und subkutan (s. c.) zu verabreichende Präparate mit biologisch abbaubarer Copolymerformulierung als Delivery-System. Histrelinacetat ist ein 12-monatiges s. c.-Implantat, das in den Oberarm eingesetzt wird.

Die kontinuierliche (nicht pulsierende) Freisetzung von GnRH verursacht einen vorübergehenden Anstieg von LH und FSH und eine Erhöhung der Testosteronproduktion der Leydig-Zellen.

Dieser durch die erste Injektion induziert vorübergehende Anstieg des luteinisierenden Hormons (LH) und des follikelstimulierenden Hormons (FSH) und konsekutive Testosteronanstieg (Flare-up-Phänomen) setzt mehrere Tage nach der Verabreichung ein und hält etwa eine Woche an.

Dieser kurzfristige Testosteronanstieg kann bei fortgeschrittenen metastasierten Erkrankungen zu nachteiligen klinischen Wirkungen wie verstärkten Knochenschmerzen, akuter Obstruktion des Blasenausgangs, obstruktivem Nierenversagen, Kompression des Rückenmarks und kardiovaskulärem Tod aufgrund des Hyperkoagulationsstatus führen (EAU Guidelines 2023).

Für solche Patienten empfehlen die Behandlungsleitlinien die Verwendung eines Antiandrogens wie eines AR-Antagonisten der 1. Generation für die ersten Wochen nach Beginn der GnRH-Agonistentherapie (Desai et al. 2021; EAU Guidelines 2023).

Bei der Mehrheit der Patienten treten keine klinisch signifikanten Auswirkungen des Flare-up-Phänomens auf (Thompson 2001; Krakowsky et al. 2019).

Die chronische Exposition gegenüber LHRH-Agonisten führt zu einer Herunterregulierung der LHRH-Rezeptoren, wodurch die LH- und FSH-Sekretion und damit die Testosteronproduktion unterdrückt werden. Ein Kastrationslevel wird normalerweise innerhalb von 2–4 Wochen erreicht (Klotz et al. 2008).

Obwohl es keinen formalen direkten Vergleich zwischen den verschiedenen Verbindungen gibt, werden sie als gleich wirksam angesehen (Bolton und Lynch 2018).

In einer retrospektiven Untersuchung wurden die Daten von 125 Patienten mit fortgeschrittenen PCa unter der Behandlung mit verschiedenen LHRH-Agonisten (Goserelin 10,8 mg, Triptorelin 11,25 mg, Leuprolide 11,25 mg) untersucht. Signifikante Unterschiede zeigten sich nur im Kastrationsspiegel <10 ng/dl, mit 54,2 % bei mit Goserelin, 93,2 % bei mit Triptorelin, und 86,4 % bei mit Leuprolide behandelten Patienten (Shim et al. 2019).

Nebenwirkungen

Die Sicherheitsprofile der LHRH-Agonisten sind ähnlich, und sie werden im Allgemeinen gut vertragen. Die häufigsten unerwünschten Wirkungen (AE) sind Hitzewallungen, Müdigkeit, sexuelle Dysfunktion, verringerte Erektionen, allgemeine Schmerzen, Hodenatrophie, Gelenkerkrankungen, Osteoporose und Stoffwechselveränderungen, die mit der pharmakologischen Wirkung der T-Suppression übereinstimmen. Darüber hinaus wurde über ein erhöhtes Risiko für Diabetes, kardiovaskuläre Ereignisse und eine verringerte Knochendichte berichtet (Klotz et al. 2022).

Luteinisierungshormonfreisetzende Hormonantagonisten

LHRH-freisetzende Hormonantagonisten binden sofort an LHRH-Rezeptoren, was zu einer raschen Abnahme der LH-, FSH- und Testosteronspiegel führt (Crawford und Hou 2009).

Durch eine kompetitive und reversible Bindung an die hypophysären GnRH-Rezeptoren kommt es zu einer reduzierten Ausschüttung von LH und FSH, wodurch die Produktion von Testosteron im Hoden reduziert wird (Conn und Crowley 1991; Tan und Bukulmez 2011). Die klinische Anwendung von GnRH-Antagonisten war in der Vergangenheit aufgrund geringer Löslichkeit, geringer Wirksamkeit und unerwünschter Ereignisse begrenzt.

Abarelix, ein injizierbarer GnRH-Antagonist, zeigte in mehreren zulassungsrelevanten Phase-III-Studien keinen Testosteronanstieg unter der laufenden Behandlung und eine verkürzte Zeit bis zur medizinischen Kastration im Vergleich zu GnRH-Agonisten, wurde jedoch 2006 aufgrund von Sicherheitsbedenken vom US-Markt genommen.

Degarelix ist ein weiterer injizierbarer GnRH-Antagonist, der 2009 von der FDA auf der Grundlage einer Nicht-Unterlegenheitsstudie der Phase III zugelassen wurde, die im Vergleich zu Leuprolid eine schnellere Senkung des Testosteronspiegels und eine verbesserte PSA-Kontrolle zeigte (Tombal et al. 2010).

Allerdings berichteten mehr Patienten, die Degarelix (40 %) erhielten, über Reaktionen an der Injektionsstelle im Vergleich zu Leuprorelin (< 1 %; p < 0,001); ansonsten war die Inzidenz unerwünschter Ereignisse zwischen den Behandlungen ähnlich (Tombal et al. 2010).

Degarelix ist als subkutane 1-Monats-Dosis erhältlich. Die Standarddosis beträgt 240 mg im 1. Monat, gefolgt von monatlichen Injektionen von 80 mg. Die meisten Patienten erreichen am 3. Tag den Kastrationsspiegel (Klotz et al. 2008).

> Der LHRH-Antagonist Degarelix ist aktuell für die Behandlung von Patienten mit fortgeschrittenem PCa zugelassen.

Orale luteinisierungshormonfreisetzende Hormonantagonisten

Relugolix ist ein oraler LHRH-Antagonist. Mehrere Studien der Phase I und II haben gezeigt, dass dieses Medikament die FSH-, LH-, Testosteron- und PSA-Spiegel im Vergleich zu Leuprorelin und Degarelix schnell und nachhaltig senkt (Saad et al. 2016).

Die randomisierte, offene Phase-III-Studie HERO verglich einmal täglich Relugolix (n = 622) mit Leuprolidacetatinjektionen alle 3 Monate über 48 Wochen (n = 308) bei Männern mit fortgeschrittenem PCa (Shore et al. 2020). Die Behandlung mit Relugolix erfolgte als tägliche orale Gabe (an Tag 1 360 mg, ab Tag 2 120 mg). Die Behandlung mit Leuprorelin erfolgte alle 12 Wochen als subkutane Depotinjektion.

Der primäre Endpunkt der anhaltenden Kastration (d. h. Testosteronspiegel < 50 ng/dl) nach 48 Behandlungswochen wurde im Relugolix-Arm im Vergleich zu Leuprorelin öfter erreicht (96,7 % vs. 88,8 %; p < 0,001).

Es gab einen Unterschied von 7,9 Prozentpunkten, der die Nicht-Unterlegenheit von Relugolix zeigte. Die Inzidenz schwerwiegender kardiovaskulärer Ereignisse war unter Relugolix geringer (vorab festgelegte Sicherheitsanalyse). Relugolix wurde von der FDA und der European Medicines Agency (EMA) für die Behandlung des hormonsensitiven PCa zugelassen.

> Da Relugolix keinen Testosteronanstieg induziert, ist die zusätzliche Gabe eines Antiandrogens zu Beginn der Therapie zum Schutz vor einem Testosteronanstieg nicht erforderlich. Die gleichzeitige Anwendung von Relugolix mit oralen P-Glykoprotein (P-gp)-Inhibitoren ist zu vermeiden.

Patienten im Relugolix-Arm hatten eine geringere kumulative Inzidenz eines schwerwiegenden unerwünschten kardiovaskulären Ereignisses am Ende des 48-wöchigen Behandlungszyklus (2,8 % vs. 5,6 %; HR 0,46).

Zusammenfassung
Das Prostatakarzinom ist eine hormonabhängige Erkrankung, deren Entstehung und Verlauf in engem Zusammenhang mit der Aktivität des Androgenrezeptorsignalwegs stehen.
Die Behandlung des fortgeschrittenen, metastasierten Prostatakarzinoms hat sich in den letzten 10 Jahren dramatisch verändert. Die Patienten leben länger und profitieren von dem Einsatz neuer Medikamente in Kombination mit der Androgendeprivationstherapie (ADT).
Das Monitoring des Testosteronspiegels (T-Spiegel) ist notwendig, um eine ausreichende Suppression des Testosteronwertes zu dokumentieren.
LHRH-Agonisten sind die am weitesten verbreitete Form der ADT aufgrund ihrer Fähigkeit, eine lang anhaltende T-Unterdrückung durch einzelne, gut verträgliche Injektionen zu bieten.

Literatur

Desai K, McManus JM, Sharifi N (2021) Hormonal therapy for prostate cancer. Endocr Rev 42(3):354–373

Chung C, Abboud K (2022, Jul 22) Targeting the androgen receptor signaling pathway in advanced prostate cancer. Am J Health Syst Pharm 79(15):1224–1235

EAU Guidelines (2023) Presented at the EAU annual congress Milan 2023. ISBN 978-94-92671-19-6

Pagliarulo V et al (2012) Contemporary role of androgen deprivation therapy for prostate cancer. Eur Urol 61:11

Oefelein MG et al (2000) Reassessment of the definition of castrate levels of testosterone: implications for clinical decision making. Urology 56:1021

Morote J et al (2009) Individual variations of serum testosterone in patients with prostate cancer receiving androgen deprivation therapy. BJU Int 103:332

Perachino M, Cavalli V, Bravi F (2010) Testosterone levels in patients with metastatic prostate cancer treated with luteinizing hormone-releasing hormone therapy: prognostic significance? BJU Int 105:648–651

Klotz L, O'Callaghan C, Ding K, Toren P, Dearnaley D, Higano CS, Horwitz E, Malone S, Goldenberg L, Gospodarowicz M, Crook JM (2015) Nadir testosterone within first year of androgen-deprivation therapy (ADT) predicts for time to castration-resistant progression: a secondary analysis of the PR-7 trial of intermittent versus continuous ADT. J Clin Oncol 33(10):1151–1156

Crawford ED, Heidenreich A, Lawrentschuk N, Tombal B, Pompeo ACL, Mendoza-Valdes A, Miller K, Debruyne FMJ, Klotz L (2019) Androgen-targeted therapy in men with prostate cancer: evolving practice and future considerations. Prostate Cancer Prostatic Dis 22(1):24–38

Ferraldeschi R, Sharifi N, Auchus RJ, Attard G (2013) Molecular pathways: inhibiting steroid biosynthesis in prostate cancer. Clin Cancer Res 19:3353–3359

Matsumoto T, Sakari M, Okada M et al (2013) The androgen receptor in health and disease. Annu Rev Physiol 75:201–224

Huggins C, Hodges CV (1941) Studies on prostatic cancer. I. The effect of castration, of estrogen and of androgen injection on serum phosphatases in metastatic carcinoma of the prostate. Cancer Res 1(4):293–297

Auchus RJ, Sharifi N (2020) Sex hormones and prostate cancer. Annu Rev Med 71:33–45

Kent JR, Bischoff AJ, Arduino LJ, Mellinger GT, Byar DP, Hill M, Kozbur X (1973) Estrogen dosage and suppression of testosterone levels in patients with prostatic carcinoma. J Urol 109(5):858–860

Moffat LE (1990) Comparison of Zoladex, diethylstilbestrol and cyproterone acetate treatment in advanced prostate cancer. Eur Urol 18(Suppl 3):26

Schroder FH et al (2004) Metastatic prostate cancer treated by flutamide versus cyproterone acetate. Final analysis of the "European Organization for Research and Treatment of Cancer" (EORTC) Protocol 30892. Eur Urol 45:457

Iversen P (2002) Antiandrogen monotherapy: indications and results. Urology 60:64

Shore ND, Chowdhury S, Villers A, Klotz L, Siemens DR, Phung D, van Os S, Hasabou N, Wang F, Bhattacharya S, Heidenreich A (2016) Efficacy and safety of enzalutamide versus bicalutamide for patients with metastatic prostate cancer (TERRAIN): a randomised, double-blind, phase 2 study. Lancet Oncol 17(2):153–163

Desmond AD et al (1988) Subcapsular orchiectomy under local anaesthesia. Technique, results and implications. Br J Urol 61:143

Singh O, Mukherjee P, Sakthivel MS, Wann C, George AJP, Gopalakrishnan R, Antonisamy B, Devasia A, Kumar S, Kekre NS, Chandrasingh J (2021) Satisfaction and genital perception after orchiectomy for prostate cancer: does the technique matter? A randomized trial. Int Urol Nephrol. 53(8):1583–1589

Zhang XZ, Donovan MP, Williams BT, Mohler JL (1996) Comparison of subcapsular and total orchiectomy for treatment of metastatic prostate cancer. Urology 47(3):402–404

Prostate Cancer Trialists' Collaborative Group (2000) Maximum androgen blockade in advanced prostate cancer: an overview of the randomised trials. Lancet 355(9214):1491–1498

Thompson IM (2001) Flare associated with LHRH-agonist therapy. Rev Urol 3(Suppl 3):S10–S14

Krakowsky Y et al (2019) Risk of testosterone flare in the era of the saturation model: one more historical myth. Eur Urol Focus 5:81

Klotz L et al (2008) The efficacy and safety of degarelix: a 12-month, comparative, randomized, open-label, parallel-group phase III study in patients with prostate cancer. BJU Int 102:1531

Bolton EM, Lynch T (2018Sep) Are all gonadotrophin-releasing hormone agonists equivalent for the treatment of prostate cancer? A systematic review. BJU Int 122(3):371–383

Shim M, Bang WJ, Oh CY, Lee YS, Cho JS (2019) Effectiveness of three different luteinizing hormone-releasing hormone agonists in the chemical castration of patients with prostate cancer: Goserelin versus triptorelin versus leuprolide. Investig Clin Urol 60(4):244–250

Klotz L, Van Komen S, Dragnic S, White WB (2022) Impact of androgen deprivation therapy on cardiovascular outcomes in prostate cancer. Soc Int d'Urol J 3(4):259–275

Crawford ED, Hou AH (2009) The role of LHRH antagonists in the treatment of prostate cancer. Oncology 23:626–630

Conn PM, Crowley WF Jr (1991) Gonadotropin-releasing hormone and its analogues. N Engl J Med 324(2):93–103

Tan O, Bukulmez O (2011) Biochemistry, molecular biology and cell biology of gonadotropin-releasing hormone antagonists. Curr Opin Obstet Gynecol 23(4):238–244

Tombal B, Miller K, Boccon-Gibod L et al (2010) Additional analysis of the secondary end point of biochemical recurrence rate in a phase 3 trial (CS21) comparing degarelix 80 mg versus leuprolide in prostate cancer patients segmented by baseline characteristics. Eur Urol 57(5):836–842

Saad F, Bailen JL, Pieczonka CM, et al (2016) Second interim analysis (IA2) results from a phase II trial of TAK-385, an oral GnRH antagonist, in prostate cancer patients (pts). J Clin Oncol 34(2_suppl):200

Shore ND, Saad F, Cookson MS, et al (2020) HERO study investigators. Oral relugolix for androgen-deprivation therapy in advanced prostate cancer. N Engl J Med 382(23):2187–2196

Erstlinientherapie des metastasierten hormonsensitiven Prostatakarzinoms (mHSPC)

Carsten-Henning Ohlmann und Philipp Mandel

Inhaltsverzeichnis

Einleitung – 64

Androgendeprivation (ADT) – 64

Chemohormontherapie – 71

Literatur – 74

© Der/die Autor(en), exklusiv lizenziert an Springer-Verlag GmbH, DE,
ein Teil von Springer Nature 2023
A. S. Merseburger und M. C. Roesch (Hrsg.), *Metastasiertes Prostatakarzinom*,
https://doi.org/10.1007/978-3-662-67297-6_7

Einleitung

Das metastasierte Prostatakarzinom ist als das Vorhandensein von nicht-regionalen Lymphknotenmetastasen (oberhalb der Bifurkation der Iliakalgefäße und/oder Lymphknoten außerhalb des Beckens) oder Fernmetastasen definiert (Amin et al. 2017). Die Therapie des metastasierten Prostatakarzinoms erfolgt seit dem Nachweis der Hormonabhängigkeit durch Charles Huggins in erster Linie mittels einer chirurgischen oder medikamentösen Kastration (Androgendeprivation, ADT) mit dem Ziel der Suppression des Serumtestosterons unter das Kastrationsniveau von 50 bzw. 20 ng/dl (Choi et al. 2022; Cornford et al. 2021; Huggins 1946). Zunächst erfolgte die Einteilung in ein hormonsensitives und ein hormonrefraktäres Stadium, wenn unter der Androgendeprivation ein Progress vorlag. Mit dem Nachweis einer intratumoralen Testosteronproduktion (Cai und Balk 2011) wurde die Nomenklatur verändert (s. ◘ Tab. 1).

› Das metastasierte Prostatakarzinom wird heutzutage in ein hormonnaives (mHNPC) bzw. hormonsensitives (mHSPC) und das kastrationsresistente Prostatakarzinom eingeteilt (CRPC).

Das hormonnaive Prostatakarzinom besteht dann, wenn bisher keine antihormonelle Therapie im Sinne einer Androgendeprivation oder mit einem Androgen-Rezeptor-targeted Agent eingeleitet wurde. Beim hormonsensitiven Prostatakarzinom wurde bereits eine antihormonelle Therapie begonnen, die ein klinisches Ansprechen zeigt, wobei bisher kein PSA-, klinischer oder objektiver Progress eingetreten ist. Davon wird das kastrationsresistente Prostatakarzinom abgegrenzt, das durch einen Progress unter der primären Androgendeprivation gekennzeichnet ist (Cornford et al. 2021).

Das mHSPC wird zudem nach dem Zeitpunkt des Auftretens der Fernmetastasierung unterteilt (s. ◘ Tab. 1). Dabei werden eine synchrone Fernmetastasierung zum Zeitpunkt der Erstdiagnose sowie eine metachrone Fernmetastasierung unterschieden, bei der die Fernmetastasen in einem Intervall nach erfolgter lokaler Therapie des Primarius (z. B. Prostatektomie oder Strahlentherapie) detektiert werden.

› Für die Auswahl der Therapie werden vor allem eine hohe und niedrige Metastasenlast („low" und „high volume") sowie ein „high-" bzw. „low-risk"-mHSPC unterschieden.

Darüber hinaus wird in den Leitlinien auch eine Oligometastasierung definiert, für die multimodale Therapiekonzepte mit einer Kombination aus lokaler Therapie des Primärtumors, eine metastasengerichtete Therapie und einer medikamentösen Therapie derzeit in klinischen Studien untersucht werden.

› Die medikamentöse Therapie des mHSPC besteht heutzutage aus einer Kombination der Androgendeprivation mit einer weiteren, neuartigen Hormontherapie, einer Docetaxel-basierten Chemotherapie bzw. – im Sinne einer Tripletherapie – aus einer Kombination aller genannten Komponenten.

Die Grundlage der medikamentösen Therapie des mHSPC besteht auch weiterhin aus der Androgendeprivation. Die alleinige ADT wird jedoch heutzutage nicht mehr als Standard angesehen, sondern sollte lediglich bei Patienten erfolgen, die für eine Kombinationstherapie nicht infrage kommt (Leitlinienprogramm Onkologie; Leitlinienprogramm Onkologie 2021).

Androgendeprivation (ADT)

Die Androgendeprivation mit Suppression des Serumtestosterons stellt auch weiterhin die Grundlage der medikamentösen Thera-

Tab. 1 Definitionen beim mHSPC

Terminus	Definition
Androgendeprivation (ADT)	Chirurgische oder medikamentöse Therapie zur Reduktion der Serumtestosteronspiegel
Antiandrogene (AA)	Medikamentöse Therapie zur Blockierung der Bindung von Dihydrotestosteron (DHT) an den Androgenrezeptor (AR)
Androgen-Rezeptor-targeting Agent (ARTA)	Medikamentöse Therapie zur Blockierung der Bindung von DHT an den Rezeptor, Translokation des Rezeptors in den Zellkern, Bindung des AR an die chromosomale DNA
Androgen-Rezeptor Pathway Inhibitor (ARPi)	Medikamentöse Therapie zur Blockierung der Bindung von DHT an den Rezeptor, Translokation des Rezeptors in den Zellkern, Bindung des AR an die chromosomale DNA **oder** der Steroidhormon- bzw. Androgensynthese
Hormonnaives Prostatakarzinom (mHNPC)	Prostatakarzinom, bei dem bisher keine Androgendeprivation oder Therapie mit einem Androgen-Rezeptor-Pathway-Inhibitor erfolgt ist
Hormonsensitives Prostatakarzinom (mHSPC)	Anhaltendes Ansprechen einer laufenden Therapie mit einem LHRH-Analogon/Antagonist oder Androgen-Rezeptor-Pathway-Inhibitor (z. B. AR-Antagonist, Cyp17-Inhibitor)
Synchrone Metastasierung	Nachweis einer Fernmetastasierung (M1a,b,c) zum Zeitpunkt der Erstdiagnose
Metachrone Metastasierung	Nachweis einer Fernmetastasierung (M1a,b,c) im Intervall nach erfolgter Therapie des Primärtumors im lokalisierten Stadium
„High-volume" disease (CHAARTED-Studie)	Vorhandensein von viszeralen Metastasen und/oder ≥ 4 Knochenläsionen (davon ≥ 1 außerhalb der Wirbelkörper und des Beckens)
„Low-volume" disease (CHAARTED-Studie)	Nicht-High-volume
„High-risk" disease (LATITUDE-Studie)	Vorhandensein von ≥ 2 der 3 Hochrisikomerkmalen: – ≥ 3 Knochenmetastasen – viszerale Metastasen – Gleason-Score ≥ 8
„Low-risk" disease (LATITUDE-Studie)	Nicht-High-risk
Oligometastasierung (S3-Leitlinie)	Maximal 4 in konventioneller Bildgebung (Skelettszintigrafie und CT oder MRT) nachweisbare Knochenmetastasen ohne extraossäre viszerale Metastasen

pie des mHSPC dar. Die chirurgische Kastration kann bei ausgesuchten Patienten durchgeführt werden, die meisten Patienten erhalten jedoch eine medikamentöse Kastration durch Einsatz von LHRH-Analoga und -Antagonisten. Eine detaillierte Darstellung der Androgendeprivation findet sich in ▶ Kap. 6 dieses Buches.

Neuartige Hormontherapien (NHT)

Von der herkömmlichen Androgendeprivation sowie den steroidalen und nicht-steroidalen Androgenrezeptorantagonisten werden die neuartigen Hormontherapien (NHT) abgegrenzt. Zu den NHTs zählen der Androgen-Rezeptor-Pathway-Inhibitor (ARPi) Abirateronacetat und die Androgen-Rezeptor-targeting-Agents (ARTA) wie Apalutamid, Enzalutamid und Darolutamid.

Nachdem Abirateronacetat bereits beim mCRPC längere Zeit zugelassen ist, konnte mit der LATITUDE-Studie (Fizazi et al. 2019) ein Überlebensvorteil beim mHSPC gezeigt werden, der dann zu einer Erweiterung der Zulassung geführt hat. Allerdings ist die Zulassung beim mHSPC auf synchron metastasierte High-risk-Patienten gemäß der Einschlusskriterien der LATITUDE-Studie beschränkt (s. ◘ Tab. 2).

In die LATITUDE-Studie wurden insgesamt 1199 Patienten rekrutiert und zwischen einer ADT + Abirateron und ADT + Placebo randomisiert. Dabei konnte die Kombination aus ADT + Abirateron das Gesamtüberleben laut finaler Analyse auf 53,3 Monate im Vergleich zu 36,5 Monaten unter ADT + Placebo verlängern (Hazard ratio 0,66 (p < 0,0001). Dies entspricht einem Überlebensvorteil von 16,8 Monaten (Fizazi et al. 2019).

Eine Post-hoc-Analyse stratifizierte die Patienten anhand des Krankheitsvolumens nach den CHAARTED-Kriterien: Bei high-volume Patienten verbesserte Abirateron das mediane Gesamtüberleben (OS) und das radiologische progressionsfreie Überleben (rPFS), wohingegen bei den low-volume (LV) Patienten nur eine Verbesserung des rPFS, nicht aber des Gesamtüberlebens gezeigt wurde. Allerdings war der Anteil der LV-Patienten mit 20 % der Gesamtkohorte gering und die Studie nicht für eine Subgruppenanalysen gepowert (Fizazi et al. 2019). Im Gegensatz dazu ergab eine Post-hoc-Analyse der STAMPEDE-Daten zum additiven Einsatz von Abirateron und ADT einen Risikoklassen-unabhängigen Vorteil in Bezug auf das PFS und OS, wobei die number needed to treat in der low-volume Gruppe viermal höher war. Nichtsdestotrotz beschränkt sich die S3-Leitlinienempfehlung auf den Zulassungstext und empfiehlt Abirateron beim mHSPC nur in der synchron metastasierten high risk Gruppe (Leitlinienprogramm Onkologie 2021).

Neben der LATITUDE-Studie wurde in der STAMPEDE-Studie die Wirksamkeit von ADT vs. ADT + Abirateron verglichen (James et al. 2022). Die Einschlusskriterien der STAMPEDE-Studie waren unterschiedlich zur LATITUDE-Studie, sodass ein direkter Vergleich der Studien nur bedingt möglich ist. Nach einem medianen Follow-up von 6,1 Jahren wurde aus der STAMPEDE-Studie ein medianes Gesamtüberleben von 46 Monaten unter ADT versus 79 Monaten unter ADT + Abirateron berichtet (HR 0,60; 95 % CI: 0,50–0,71; p < ,0001). Dabei fand sich ein Überlebensvorteil unabhängig von der Risikogruppe sowohl bei Patienten mit einem high risk mHSPC (HR 0,54; 95 % CI: 0,43–0,69) als auch bei einem low risk mHSPC (HR 0,54; 95 % CI: 0,40–0,74).

> Mit Apalutamid und Enzalutamid wurden in der Folge zwei Androgen-Rezeptor-Antagonisten beim mHSPC in Phase-III-Studien untersucht und für die Therapie zugelassen. Im Gegensatz zum Abirateron ist die Zulassung jedoch weiter gefasst und beinhaltet alle metastasierten mHSPC-Patienten mit synchroner oder metachroner Metastasierung.

Tab. 2 Übersicht der klinischen Studien beim mHSPC

	CHAARTED	GETUG-AFU15	STAMPEDE ARM C	LATITUDE	STAMPEDE ARM G
Autor, Einschlusszeitraum	Kyriakopoulos et al. 2006–2012	Gravis et al., 2004–2008	Clarke et al., 2005–2013	Fizazi et al., 2012–2014	James et al., 2011–2014
Kontroll vs. Verummarm	ADT vs ADT + Docetaxel	ADT vs ADT + Docetaxel	ADT vs ADT + Docetaxel	ADT vs ADT + Abirateron	ADT vs ADT + Abirateron
Einschlusskriterien	mHSPC, Keine Chemotherapie vorab	mHSPC, Keine Chemotherapie vorab	mHSPC, Keine Chemotherapie vorab	mHSPC, 2 von 3 High-Risk Kriterien[#]	mHSPC oder N1 oder 2 high-risk Kriterien oder high-risk Rezidiv[+]
Metastasenzeitpunkt	Synchron + metachron	Synchron + metachron	Synchron	Synchron	Synchron + metachron
Performance status	ECOG 0–2	ECOG 0–2	WHO 0–2	ECOG 0–2	WHO 0–2
Patientenanzahl Kontrolle/Verum	393/397	193/192	724/362	597/602	452/449
Medianes follow-up, Monate	116	84	78	52	73
Medianer PSA (IQR), ng/ml Kontrolle/Verum	52,1 (0,1–8056) vs 50,9 (0,2–8540)	59 vs 55	102,5 (32,8–354) vs 97 (40,5–340)	–	97,2 (26–358) vs 96,3 (29–371)
Gleason-Score Anteil ≥ 8, % Kontrolle/Verum	62 vs 61	24 vs 32	66 vs 70	97 vs 98	76 vs 77
Anteil Knochenmetastasen, % Kontrolle/Verum	–	81 vs 81	88 vs 85	98 vs 97	65 vs 66
Anteil viszeraler Metastasen, % Kontrolle/Verum	17 vs 14	12 vs 15	13 vs 13	22 vs 22	0,4 vs 0,2

(Fortsetzung)

Tab. 2 (Fortsetzung)

	CHAARTED	GETUG-AFU15	STAMPEDE ARM C	LATITUDE	STAMPEDE ARM G
High-volume disease, % (control/treatment)	64 vs 66	47 vs 48	44 vs 41	78 vs 82	57 vs 54
Anteil vorherige Chemotherapie, % Kontrolle/Verum	0 vs 0	0 vs 0	0 vs 0	0 vs 0	0 vs 0
Anteil vorherige Lokaltherapie, % Kontrolle/Verum	27 vs 27	24 vs 32	5 vs 4	3 vs 4	5 vs 5
Gesamtüberleben HR (95 %KI) Kontrolle/Verum	0,77 (0,64–0,92)	0,88 (0,68–1,14)	0,81 (0,69–0,95)	0,66 (0,56–0,78)	0,61 (0,49–0,79)
Gesamtüberleben low-volume, HR (95 %CI) Kontrolle/Verum	1,04 (0,7–1,55)	1,02 (0,67–1,55)	0,76 (0,54–1,07)	0,72 (0,47–1,10)	0,64 (0,42–0,97) (Hoyle et al. 2019)
Gesamtüberleben high-volume, HR (95 %KI) Kontrolle/Verum	0,67 (0,55–0,82)	0,78 (0,56–1,09)	0,81 (0,64–1,02)	0,62 (0,52–0,74)	0,60 (0,46–0,78) (Hoyle et al. 2019)

(Fortsetzung)

Tab. 2 (Fortsetzung)

	TITAN	ARCHES	ENZAMET	PEACE-1	ARASENS
Autor, Einschlusszeitraum	Chi et al., 2015–2017	Armstrong et al., 2016–2018	Davis et al., 2014–2017	Fizazi et al., 2013–2018	Smith et al., 2016–2018
Kontroll vs. Verumarm	ADT vs ADT+Apalutamid	ADT vs ADT+Enzalutamid	ADT vs ADT+Enzalutamid	ADT+Docetaxel (±RT) vs ADT+Abirateron e+Docetaxel (±RT)	ADT+Docetaxel vs ADT+Darolutamide+Docetaxel
Einschlusskritrien	mHSPC; mindestens eine Knochenmetastase Docetaxel vorher erlaubt	mHSPC	mHSPC; Bis zu 2 Zyklen Chemotherapie vorab	mHSPC	mHSPC
Metastasenzeitpunkt	Synchron+metachron	Synchron+metachron	Synchron+metachron	Synchron	Synchron+metachron
Performance status	ECOG 0–1	ECOG 0–1	ECOG 0–2	ECOG 0–2	ECOG 0–1
Patientenanzahl Kontrolle/Verum	527/525	576/574	562/563	355/355	654/651
Medianes follow-up, Monate	44	45	34	36	43
Medianer PSA (IQR), ng/ml Kontrolle/Verum	4 (0–2229) vs 6 (0–2682)	5,1 (0–19.000) vs 5,4 (0–4832)	–	12 (3,0–59,9) vs 13,7 (2,4–58,9)	24,2 (0–11.947) vs 30,3 (0–9219)
Gleason-Score Anteil ≥ 8, % Kontrolle/Verum	67 vs 68	65 vs 67	57 vs 60	79 vs 77	79 vs 78
Anteil Knochenmetastasen, % Kontrolle/Verum	100 vs 100	75 vs 75	82 vs 80	79 vs 81	80 vs 79

Tab. 2 (Fortsetzung)

	TITAN	ARCHES	ENZAMET	PEACE-1	ARASENS
Anteil viszeraler Metastasen, % Kontrolle/Verum	14 vs 11	11 vs 11	12 vs 11	12 vs 13	18 vs 17
High-volume disease, % (control/treatment)	64 vs 62	64,8 vs 61,7	52 vs 53	65 vs 63	–
Anteil vorherige Chemotherapie, % Kontrolle/Verum	10 vs 11	18 vs 178	16,9 vs 14,8	0 vs 0	0 vs 0
Anteil vorherige Lokaltherapie, % Kontrolle/Verum	15 vs 18	28 vs 25	42 vs 42	–	–
Gesamtüberleben HR (95 %KI) Kontrolle/Verum	0,65 (0,53–0,79)	0,66 (0,53–0,81)	0,67 (0,52–0,86)	0,75 (0,59–0,95)	0,68 (0,57–0,80)
Gesamtüberleben low-volume, HR (95 %CI) Kontrolle/Verum	0,52 (0,35–0,79)	0,66 (0,43–1,03)	0,43 (0,26–0,72)	0,83 (0,50–1,38)	0,68 (0,41–1,13)
Gesamtüberleben high-volume, HR (95 %KI) Kontrolle/Verum	0,70 (0,56–0,88)	0,66 (0,52–0,83)	0,8 (0,59–1,07)	0,72 (0,55–0,95)	0,69 (0,57–0,82)

In der TITAN-Studie (Chi et al. 2019) wurden 1052 Patienten zwischen ADT+Placebo und ADT+Apalutamid randomisiert. Nach einem medianen Follow-up von 44 Monaten ergab sich bei zusätzlich mit Apalutamid behandelten Patienten ein signifikanter Überlebensvorteil gegenüber der ADT allein (HR 0,65; p < 0,001).

Für den Einsatz von Enzalutamid liegen die Ergebnisse von zwei Phase-III-Studien vor, die ebenfalls einen Überlebensvorteil gegenüber einer ADT-Monotherapie gezeigt haben.

In die ENZAMET-Studie (Davis et al. 2019) wurden 1125 mHSPC Patienten eingeschlossen, die mindestens eine messbare Fern-Metastase nach RECIST 1.1-Kriterien oder eine ossäre Metastasierung aufweisen mussten. Die Randomisation erfolgte in ADT+einem Antiandrogen der ersten Generation (Bicalutamid, Flutamid oder Nilutamid) versus ADT+Enzalutamid. Nach einem medianen Follow-up von 34 Monaten wurde in der ersten Interim-Analyse für Enzalutamid ein signifikanter OS-Vorteil (HR 0,67; p=0,002).

In einer weiteren Phase-III-Studie, der ARCHES-Studie (Armstrong et al. 2022), wurden mHSPC-Patienten mit mindestens einer ossären Metastase behandelt. Insgesamt wurden 1150 Patienten eingeschlossen und zwischen ADT+Placebo versus ADT+Enzalutamid randomisiert. In der finalen Gesamtüberlebensanalyse ergab sich ein signifikanter Überlebensvorteil zugunsten der Therapie aus ADT+Enzalutamid (HR 0,66; p < 0,001).

Demgegenüber konnten die ENZAMET- und TITAN-Studie anhand eines ausgewogeneren Studienkollektivs (Low-/High-Volume 48 % / 52 % in ENZAMET, 38 % / 62 % in TITAN) einen signifikanten Überlebensvorteil für alle mHSPC-Patienten unabhängig vom Tumorvolumen für die Kombinationstherapie aus ADT und Enzalutamid bzw. Apalutamid zeigen.

Chemohormontherapie

Die Kombination aus ADT+Docetaxel löste als erste Kombinationstherapie den bisherigen Standard der ADT-Monotherapie ab, nachdem die CHAARTED-Studie (Kyriakopoulos et al. 2018) einen Überlebensvorteil der Kombination zeigen konnte. In die CHAARTED-Studie wurden Patienten mit einem synchronen und metachronen Low - und High-volume-mHSPC eingeschlossen (s. ◘ Tab. 2). In der Publikation zum Langzeit-Follow-up von 9,7 Jahren im Median wird ein Gesamtüberleben von 60,4 Monaten unter der Kombination aus ADT+Docetaxel berichtet (Tripathi et al. 2022). Im Vergleich dazu lag das Gesamtüberleben im Kontrollarm lediglich bei 47,2 Monaten. Es profitieren dabei vor allem die Patienten mit einer hohen Metastasenlast und hiervon die synchron metastasierten Patienten von der Kombination.

Auch aus der STAMPEDE-Studie konnte ein Vergleich zwischen ADT versus ADT+Docetaxel gezogen wurde. Dabei fand sich im Gegensatz zur CHAARTED-Studie keine Abhängigkeit des gezeigten Überlebensvorteils vom Metastasenvolumen. Für Patienten mit einem Low-volume-mHSPC zeigt sich ein Gesamtüberleben von 76,7 Monaten unter ADT mit einem 5-Jahres-Überleben von 57 %, verglichen mit einem medianen Gesamtüberleben von 93,2 Monaten und einem 5-Jahres-Überleben von 72 % unter ADT+Docetaxel. Bei Patienten mit einem High-volume-mHSPC zeigt sich ein Gesamtüberleben von 35,2 Monaten unter ADT mit einem 5-Jahres-Überleben von

24 % verglichen mit einem medianen Gesamtüberleben von 39,9 Monaten mit einem 5-Jahres-Überleben von 34 % unter ADT+Docetaxel. Die Hazard-Ratio war zwar vergleichbar, aber bei Patienten mit einem Low-volume-mHSPC nicht signifikant („low volume": HR 0,76; 95 %-KI 0,54–1,07, p=0,107; „high volume": HR 0,81; 95 %-KI 0,64–1,02, p=0,064).

Zur Effektivität der Chemohormontherapie wurden verschiedene Metaanalysen publiziert, die für die Gesamtkohorte der mHSPC-Patienten sowie für die High-volume-Patienten einheitlich einen Überlebensvorteil beschreiben (Rydzewska et al. 2017; Tucci et al. 2016). Für die Low-volume-Patienten sind die Ergebnisse uneinheitlich, jedoch fehlt immer die ausreichende statistische Power, um einen signifikanten Unterschied detektieren zu können.

S3-Leitlinie Prostatakarzinom
Die S3-Leitlinie Prostatakarzinom (Version 6.2) empfiehlt die Kombination unabhängig von der Metastasenlast, wobei die Empfehlung für die Low-volume-Patienten als „Kann"-Empfehlung abgeschwächt ist (Leitlinienprogramm Onkologie 2021). Das beruht auch darauf, dass es für die Low-volume-Patienten gute Therapiealternativen mit einer Kombination aus ADT+Abirateron oder einem Androgen-Rezeptor-targeting-Agent (ARTA) gibt.

Vergleich der Doubletherapien

Bisher wurden keine direkten Vergleichsstudien zwischen den Doubletherapien mit ADT+ARPi und ADT+Docetaxel durchgeführt. Daher kann nicht mit ausreichender Evidenz beurteilt werden, welche Doublet-Kombination effektiver ist. In verschiedenen (Network-)Metaanalyse wurden die verschiedenen Doubletherapien im Vergleich zur alleinigen ADT sowie untereinander bezüglich der Effektivität ausgewertet. Dabei findet sich auch bei einem Vergleich mit den gepoolten Kontrollgruppen der einzelnen Studien weiterhin ein signifikanter Gesamtüberlebensvorteil durch die Doublet-Kombinationstherapien (Mori et al. 2022). Das statistische Modell der Network-Metaanalyse bietet überdies noch die Möglichkeit eines so genannten Rankings der einzelnen Substanzen. Hierbei zeigte sich in der Analyse von Mori et al. Abirateron in der Auswertung bezüglich des Gesamtkollektivs unabhängig des Metastasierungsmusters als beste Doublet-Kombinationstherapie, dicht gefolgt von Apalutamid und Enzalutamid. In dieser Analyse, wie auch in bereits anderen Analysen, zeigt sich die Docetaxel-Chemotherapie als Kombinationstherapie mit dem geringsten Effekt auf das progressionsfreie und das Gesamtüberleben (Sathianathen et al. 2020). Bei dem Vergleich der Doubletherapien kann in einer weiteren Metaanalyse ein signifikanter Nachteil der Kombination aus ADT+Docetaxel gegenüber den anderen Doubletherapien gefunden werden (Mandel et al. 2023).

Tripletherapie

Die Tripletherapie besteht aus einer Kombination von Androgendeprivation, einem ARPi und der Docetaxel-basierten Chemotherapie.

Erstmalig konnten die auf dem ASCO 2021 vorgestellten Daten zur sogenannten Tripletherapie aus ADT plus Docetaxel und Abirateron einen signifikanten Überlebensvorteil im Vergleich zum Standard-of-Care (SOC) aus ADT und Docetaxel nachweisen (PEACE-1; Fizazi et al. 2022). Vergleichbare Ergebnisse zeigte die 2022 publizierte ARASENS-Studie aus ADT plus Docetaxel und Darolutamid (Smith et al. 2022). Dabei verlängert die Tripletherapie mit Darolutamid das Gesamtüberleben unabhängig von der Metastasenlast oder dem Risikostatus („high" bzw. „low risk") (Hussain et al. 2023). Bei dem Vergleich der PEACE-1- und der ARASENS-Studie ist zu beachten, dass in der ARASENS-Studie alle mHSPC eingeschlossen werden konnten, wohingegen bei der PEACE-1-Studie lediglich synchron metastasierte mHSPC-Patienten inkludiert wurden (◘ Tab. 2). Ebenso bestand die PEACE-1-Studie aus einem 2×2-Design, da Patienten zudem eine Radiatio des Primärtumors erhalten konnten. Außerdem weisen beide Studien die Limitation auf, dass ein Studienarm mit ADT+ARPi fehlt, was die Einordnung der Tripletherapie gegenüber einer Doublet-Kombinationstherapie aus ADT+ARPi erschwert.

Vergleichend mit dem Standard-of-Care der jeweiligen Studien zeigte die jeweilige Tripletherapie einen signifikanten Gesamtüberlebensvorteil gegenüber der Kombinationstherapie aus ADT+Docetaxel nach einem medianen Follow-up von 36 respektive 43 Monaten in den jeweiligen Publikationen (PEACE-1 h 0,75; ARASENS HR 0,68). Eine Auswertung der zusammengefassten Daten in einem indirekten Vergleich einer Network-Metaanalyse (Mandel et al. 2023) bestätigt den absoluten Gesamtüberlebensvorteil der Tripletherapie gegenüber einer alleinigen ADT mit einer HR von 0,54 (ARASENS: ADT+Darolutamid+Docetaxel) und 0,60 (PEACE-1: ADT+Abirateron+Docetaxel). Allerdings zeigt sich, dass der relative Vorteil der Tripletherapie dicht von den ARPi-Doublet-Kombinationstherapien mit ADT+Abirateron (HR 0,64), Apalutamid (HR 0,65) und Enzalutamid (HR 0,66) gefolgt wird und die Kombination aus ADT+Docetaxel (HR 0,80) unterlegen ist.

Grundsätzlich bleibt anzumerken, dass ein indirekter Vergleich der Network-Metaanalysen immer mit Limitationen verbunden ist, da für die individuellen Unterschiede zwischen den einzelnen Studien, wie z. B. im Patientenkollektiv oder Follow-up, statistisch nicht adjustiert werden kann.

Tripletherapie in Abhängigkeit der Metastasenlast

Neben dem Vergleich der Gesamtpopulationen ist für die Bewertung der Effektivität der Tripletherapie eine Betrachtung der Subgruppen anhand der Metastasenlast wichtig.

Die PEACE-1-Studie zeigte bei einer High-volume-Metastasierung einen signifikanten Gesamtüberlebensvorteil der Tripletherapie mit einer HR von 0,72 sowie einem ebenso signifikant längeren PFS (HR 0,47). Übersetzt in absolute Zahlen bedeutet dies ein medianes OS von 5,1 vs. 3,5 Jahren sowie ein medianes PFS von 4,1 vs. 1,6 Jahren zugunsten der Tripletherapie (Fizazi et al. 2022). Vergleichbare Ergebnisse wurden aus der ARASENS-Studie berichtet. Dabei wurde das mediane Gesamtüberleben unter ADT + Darolutamid + Docetaxel in der High-volume-Subgruppe noch nicht erreicht, unter ADT + Docetaxel lag dieses bei 42,4 Monaten, die HR wurde mit 0,69 berechnet (Hussain et al. 2023).

In der Metaanalyse von Mandel et al. zeigt sich nach Pooling aller verfügbaren Doublet- und Tripletherapien, dass die Tripletherapie aus ADT + Abirateron + Docetaxel dem der Doubletherapie mit dem besten Gesamtüberleben (ADT + Abirateron) beim High-volume-mHSPC überlegen sein könnte (HR für das OS 0,52 vs. 0,61) (Mandel et al. 2023). Vergleichbare Ergebnisse erbringen methodisch ähnliche Reviews und Network-Metaanalysen anderer Arbeitsgruppen (Sathianathen et al. 2020). Auch bei Berücksichtigung der Post-hoc-Analyse aus der ARASENS-Studie auf Basis der Volumenlast zeigt sich der Vorteil der Tripletherapie weiterhin nur bei den High-volume-Patienten mit ADT + Darolutamid + Docetaxel als effektivste Therapie, während Low-volume-Patienten in der Tripletherapien keinen Überlebensvorteil erreichen (Hoeh et al. 2023).

Das Stadium des Low-volume-mHSPC klassifiziert ein sehr heterogenes Patientenkollektiv, bei dem auch zunehmend neben der Lokaltherapie des Primärtumors eine metastasengerichtete Behandlung ohne begleitende medikamentöse Therapie diskutiert wird. Hinsichtlich der Daten der Doubletherapiestudien zeigte sich, dass eine Kombinationstherapie aus ADT + Enzalutamid oder Apalutamid eine Verlängerung des Gesamtüberlebens bewirkt. Vergleichbar war die Effektivität von ADT + Abirateron in der STAMPEDE-Studie bei Low-volume-Patienten (Fizazi et al. 2017). Die Zulassung von Abirateron beschränkt sich allerdings nur auf das High-risk-Stadium nach der LATITUDE-Studie. Der Benefit einer Docetaxel-Chemotherapie beim Low-volume-mHSPC wird hingegen seit der Publikation der CHAARTED-Studie kontrovers diskutiert (Kyriakopoulos et al. 2018; Clarke et al. 2019).

Interessant war nun, wie sich die Triplekombination aus ADT + Docetaxel + Abirateron/Darolutamid auf das OS im Low-volume-mHSPC auswirkt. In der PEACE-1 Studie mit ADT + Abirateron + Docetaxel beim Low-volume-mHSPC zeigt sich kein signifikanter Gesamtüberlebensvorteil (HR 0,83; p=0,66), wenngleich ein signifikanter PFS-Vorteil zugunsten der Tripletherapie zu verzeichnen war (HR: 0,58, medianes PFS nicht erreicht vs. 2,7 Jahre) (Fizazi et al. 2022). Aus der ARASENS-Studie werden vergleichbare Ergebnisse berichtet mit einem nicht erreichten medianen Gesamtüberleben unter ADT + Darolutamid + Doctaxel beim Low-volume-mHSPC (HR 0,68) (Hussain et al. 2023).

Für die Low-volume-Subgruppe kann die Tripletherapie daher noch nicht abschließend beurteilt werden, da die Daten im Gegensatz zur High-volume-Subgruppen sowohl in der PEACE-1- als auch in der ARASENS-Studie wegen des kleineren Patientenkollektivs und des unzureichenden Follow-ups noch nicht reif genug sind.

Da neben der Metastasenlast auch der Zeitpunkt der Metastasendetektion (synchron vs. metachron) für die Prognose eine Rolle spielt, wurde dieser Aspekt in einer weiteren Netzwerk-Metaanalyse berücksichtig (Riaz et al. 2023). Danach hat die Tripletherapie für die synchron metastasierten High-volume-Patienten die höchste Effektivität, während bei den metachronen High-volume- und bei den Low-volume-Patienten die Doubletherapien mit ADT + ARPi gegenüber den Tripletherapien nicht signifikant unterschiedlich wirkten und hier potenziell die höchste Effektivität haben.

Literatur

Amin MB, Edge S, Greene F (2017) AJCC cancer staging manual. Springer, Berlin Heidelberg New York

Armstrong AJ, Azad AA, Iguchi T, Szmulewitz RZ, Petrylak DP, Holzbeierlein J, Villers A, Alcaraz A, Alekseev B, Shore ND, Gomez-Veiga F, Rosbrook B, Zohren F, Yamada S, Haas GP, Stenzl A (2022) Improved survival with enzalutamide in patients with metastatic hormone-sensitive prostate cancer. J Clin Oncol 40:1616–1622. ▸ https://doi.org/10.1200/JCO.22.00193

Cai C, Balk SP (2011) Intratumoral androgen biosynthesis in prostate cancer pathogenesis and response to therapy. Endocr Relat Cancer 18:R175–182. ▸ https://doi.org/10.1530/ERC-10-0339

Chi KN, Agarwal N, Bjartell A, Chung BH, de Santana P, Gomes AJ, Given R, Juárez Soto Á, Merseburger AS, Özgüroğlu M, Uemura H, Ye D, Deprince K, Naini V, Li J, Cheng S, Yu MK, Zhang K, Larsen JS, McCarthy S, Chowdhury S, Investigators TITAN (2019) Apalutamide for metastatic, castration-sensitive prostate cancer. N Engl J Med 381:13–24. ▸ https://doi.org/10.1056/NEJMoa1903307

Choi E, Buie J, Camacho J, Sharma P, de Riese WTW (2022) Evolution of androgen deprivation therapy (ADT) and its new emerging modalities in prostate cancer: an update for practicing urologists, clinicians and medical providers. Res Rep Urol 14:87–108. ▸ https://doi.org/10.2147/RRU.S303215

Clarke NW, Ali A, Ingleby FC, Hoyle A, Amos CL, Attard G, Brawley CD, Calvert J, Chowdhury S, Cook A, Cross W, Dearnaley DP, Douis H, Gilbert D, Gillessen S, Jones RJ, Langley RE, MacNair A, Malik Z, Mason MD, Matheson D,

Millman R, Parker CC, Ritchie AWS, Rush H, Russell JM, Brown J, Beesley S, Birtle A, Capaldi L, Gale J, Gibbs S, Lydon A, Nikapota A, Omlin A, O'Sullivan JM, Parikh O, Protheroe A, Rudman S, Srihari NN, Simms M, Tanguay JS, Tolan S, Wagstaff J, Wallace J, Wylie J, Zarkar A, Sydes MR, Parmar MKB, James ND (2019) Addition of docetaxel to hormonal therapy in low- and high-burden metastatic hormone sensitive prostate cancer: long-term survival results from the STAMPEDE trial. Ann Oncol 30:1992–2003. ▸ https://doi.org/10.1093/annonc/mdz396

Cornford P, van den Bergh RCN, Briers E, Van den Broeck T, Cumberbatch MG, De Santis M, Fanti S, Fossati N, Gandaglia G, Gillessen S, Grivas N, Grummet J, Henry AM, der Kwast TH, van Lam TB, Lardas M, Liew M, Mason MD, Moris L, Oprea-Lager DE, der Poel HG, van Rouvière O, Schoots IG, Tilki D, Wiegel T, Willemse P-PM, Mottet N, (2021) EAU-EANM-ESTRO-ESUR-SIOG guidelines on prostate cancer. Part II-2020 Update: treatment of relapsing and metastatic prostate cancer. Eur Urol 79:263–282. ▸ https://doi.org/10.1016/j.eururo.2020.09.046

Davis ID, Martin AJ, Stockler MR, Begbie S, Chi KN, Chowdhury S, Coskinas X, Frydenberg M, Hague WE, Horvath LG, Joshua AM, Lawrence NJ, Marx G, McCaffrey J, McDermott R, McJannett M, North SA, Parnis F, Parulekar W, Pook DW, Reaume MN, Sandhu SK, Tan A, Tan TH, Thomson A, Tu E, Vera-Badillo F, Williams SG, Yip S, Zhang AY, Zielinski RR, Sweeney CJ, ENZAMET Trial Investigators and the Australian and New Zealand Urogenital and Prostate Cancer Trials Group (2019) Enzalutamide with standard first-line therapy in metastatic prostate cancer. N Engl J Med 381:121–131. ▸ https://doi.org/10.1056/NEJMoa1903835

Fizazi K, Foulon S, Carles J, Roubaud G, McDermott R, Fléchon A, Tombal B, Supiot S, Berthold D, Ronchin P, Kacso G, Gravis G, Calabro F, Berdah J-F, Hasbini A, Silva M, Thiery-Vuillemin A, Latorzeff I, Mourey L, Laguerre B, Abadie-Lacourtoisie S, Martin L, El Kouri C, Escande A, Rosello A, Magne N, Schlurmann F, Priou F, Chand-Fouche M-E, Freixa SV, Jamaluddin M, Rieger I, Bossi A (2022) Abiraterone plus prednisone added to androgen deprivation therapy and docetaxel in de novo metastatic castration-sensitive prostate cancer (PEACE-1): a multicentre, open-label, randomised, phase 3 study with a 2 × 2 factorial design. Lancet 399:1695–1707. ▸ https://doi.org/10.1016/S0140-6736(22)00367-1

Fizazi K, Tran N, Fein L, Matsubara N, Rodriguez-Antolin A, Alekseev BY, Özgüroğlu M, Ye D, Feyerabend S, Protheroe A, De Porre P, Kheoh T, Park YC, Todd MB, Chi KN, Investigators LATITUDE (2017) Abiraterone plus prednisone in metastatic, castration-sensitive prostate cancer. N Engl J Med 377:352–360. ▸ https://doi.org/10.1056/NEJMoa1704174

Fizazi K, Tran N, Fein L, Matsubara N, Rodriguez-Antolin A, Alekseev BY, Ozguroglu M, Ye D, Feyerabend S, Protheroe A, Sulur G, Luna Y, Li S, Mundle S, Chi KN (2019) Abiraterone acetate plus prednisone in patients with newly diagnosed high-risk metastatic castration-sensitive prostate cancer (LATITUDE): final overall survival analysis of a randomised, double-blind, phase 3 trial. Lancet Oncol 20:686–700. ▸ https://doi.org/10.1016/S1470-2045(19)30082-8

Leitlinienprogramm Onkologie (2021) S3-Leitlinie Prostatakarzinom, Version 6.2, Oktober 2021. ▸ https://www.leitlinienprogramm-onkologie.de/leitlinien/prostatakarzinom/

Hoeh B, Garcia CC, Wenzel M, Tian Z, Tilki D, Steuber T, Karakiewicz PI, Chun FKH, Mandel P (2023) Triplet or doublet therapy in metastatic hormone-sensitive prostate cancer: updated network meta-analysis stratified by disease volume. Eur Urol Focus S2405-4569(23):00094–00099. ▸ https://doi.org/10.1016/j.euf.2023.03.024

Hoyle AP, Ali A, James ND, Cook A, Parker CC, de Bono JS, Attard G, Chowdhury S, Cross WR, Dearnaley DP, Brawley CD, Gilson C, Ingleby F, Gillessen S, Aebersold DM, Jones RJ, Matheson D, Millman R, Mason MD, Ritchie AWS, Russell M, Douis H, Parmar MKB, Sydes MR, Clarke NW (2019) Abiraterone in "high-" and "low-risk" metastatic hormone-sensitive prostate cancer. Eur Urol 76:719–728. ▸ https://doi.org/10.1016/j.eururo.2019.08.006

Huggins C (1946) Prostatic cancer treated by orchiectomy; the five year results. J Am Med Assoc 131:576–581. ▸ https://doi.org/10.1001/jama.1946.02870240008003

Hussain M, Tombal B, Saad F, Fizazi K, Sternberg CN, Crawford ED, Shore ND, Kopyltsov E, Rezazadeh A, Boegemann M, Ye D, Cruz F, Suzuki H, Kapur S, Srinivas S, Verholen F, Kuss I, Joensuu H, Smith MR (2023) Efficacy and safety of darolutamide (DARO) in combination with androgen-deprivation therapy (ADT) and docetaxel (DOC) by disease volume and disease risk in the phase 3 ARASENS study. J Clin Oncol 41(6):15–15

James ND, Clarke NW, Cook A, Ali A, Hoyle AP, Attard G, Brawley CD, Chowdhury S, Cross WR, Dearnaley DP, de Bono JS, Diaz-Montana C, Gilbert D, Gillessen S, Gilson C, Jones RJ, Langley RE, Malik ZI, Matheson DJ, Millman R, Parker CC, Pugh C, Rush H, Russell JM, Berthold DR, Buckner ML, Mason MD, Ritchie AWS, Birtle AJ, Brock SJ, Das P, Ford D, Gale J, Grant W, Gray EK, Hoskin P, Khan MM, Manetta C,

McPhail NJ, O'Sullivan JM, Parikh O, Perna C, Pezaro CJ, Protheroe AS, Robinson AJ, Rudman SM, Sheehan DJ, Srihari NN, Syndikus I, Tanguay JS, Thomas CW, Vengalil S, Wagstaff J, Wylie JP, Parmar MKB, Sydes MR (2022) Abiraterone acetate plus prednisolone for metastatic patients starting hormone therapy: 5-year follow-up results from the STAMPEDE randomised trial (NCT00268476). Int J Cancer 151:422–434. ▶ https://doi.org/10.1002/ijc.34018

Kyriakopoulos CE, Chen Y-H, Carducci MA, Liu G, Jarrard DF, Hahn NM, Shevrin DH, Dreicer R, Hussain M, Eisenberger M, Kohli M, Plimack ER, Vogelzang NJ, Picus J, Cooney MM, Garcia JA, DiPaola RS, Sweeney CJ (2018) Chemohormonal therapy in metastatic hormone-sensitive prostate cancer: long-term survival analysis of the randomized Phase III E3805 CHAARTED trial. J Clin Oncol 36:1080–1087. ▶ https://doi.org/10.1200/JCO.2017.75.3657

Mandel P, Hoeh B, Wenzel M, Preisser F, Tian Z, Tilki D, Steuber T, Karakiewicz PI, Chun FKH (2023) Triplet or doublet therapy in metastatic hormone-sensitive prostate cancer patients: a systematic review and network meta-analysis. Eur Urol Focus 9:96–105. ▶ https://doi.org/10.1016/j.euf.2022.08.007

Mori K, Mostafaei H, Sari Motlagh R, Pradere B, Quhal F, Laukhtina E, Schuettfort VM, Kramer G, Abufaraj M, Karakiewicz PI, Kimura T, Egawa S, Shariat SF (2022) Systemic therapies for metastatic hormone-sensitive prostate cancer: network meta-analysis. BJU Int 129:423–433. ▶ https://doi.org/10.1111/bju.15507

Riaz IB, Naqvi SAA, He H, Asghar N, Siddiqi R, Liu H, Singh P, Childs DS, Ravi P, Hussain SA, Murad MH, Boorjian SA, Sweeney C, Van Allen EM, Bryce AH (2023) First-line systemic treatment options for metastatic castration-sensitive prostate cancer: a living systematic review and network meta-analysis. JAMA Oncol. ▶ https://doi.org/10.1001/jamaoncol.2022.7762

Rydzewska LHM, Burdett S, Vale CL, Clarke NW, Fizazi K, Kheoh T, Mason MD, Miladinovic B, James ND, Parmar MKB, Spears MR, Sweeney CJ, Sydes MR, Tran N, Tierney JF (2017) Adding abiraterone to androgen deprivation therapy in men with metastatic hormone-sensitive prostate cancer: a systematic review and meta-analysis. Eur J Cancer 84:88–101. ▶ https://doi.org/10.1016/j.ejca.2017.07.003

Sathianathen NJ, Koschel S, Thangasamy IA, Teh J, Alghazo O, Butcher G, Howard H, Kapoor J, Lawrentschuk N, Siva S, Azad A, Tran B, Bolton D, Murphy DG (2020) Indirect comparisons of efficacy between combination approaches in metastatic hormone-sensitive prostate cancer: a systematic review and network meta-analysis. Eur Urol 77:365–372. ▶ https://doi.org/10.1016/j.eururo.2019.09.004

Smith MR, Hussain M, Saad F, Fizazi K, Sternberg CN, Crawford ED, Kopyltsov E, Park CH, Alekseev B, Montesa-Pino Á, Ye D, Parnis F, Cruz F, Tammela TLJ, Suzuki H, Utriainen T, Fu C, Uemura M, Méndez-Vidal MJ, Maughan BL, Joensuu H, Thiele S, Li R, Kuss I, Tombal B (2022) Darolutamide and survival in metastatic, hormone-sensitive prostate cancer. N Engl J Med 386:1132–1142. ▶ https://doi.org/10.1056/NEJMoa2119115

Tripathi A, Chen Y-H, Jarrard DF, Hahn NM, Garcia JA, Dreicer R, Liu G, Hussain MHA, Shevrin DH, Cooney MM, Eisenberger MA, Kohli M, Plimack ER, Vogelzang NJ, Picus J, Carducci MA, DiPaola RS, Sweeney C (2022) Eight-year survival rates by baseline prognostic groups in patients with metastatic hormone-sensitive prostate cancer (mHSPC): an analysis from the ECOG-ACRIN 3805 (CHAARTED) trial. JCO 40:5081–5081. ▶ https://doi.org/10.1200/JCO.2022.40.16_suppl.5081

Tucci M, Bertaglia V, Vignani F, Buttigliero C, Fiori C, Porpiglia F, Scagliotti GV, Di Maio M (2016) Addition of docetaxel to androgen deprivation therapy for patients with hormone-sensitive metastatic prostate cancer: a systematic review and meta-analysis. Eur Urol 69:563–573. ▶ https://doi.org/10.1016/j.eururo.2015.09.013

Metastasiertes kastrationsresistentes Prostatakarzinom mit Therapiesequenz (mCRPC)

Gunhild von Amsberg

Inhaltsverzeichnis

Hintergrund und Einleitung – 78

Definition der Kastrationsresistenz – 78

Substanzen zur Therapie des mCRPC – 79

Literatur – 88

© Der/die Autor(en), exklusiv lizenziert an Springer-Verlag GmbH, DE, ein Teil von Springer Nature 2023
A. S. Merseburger und M. C. Roesch (Hrsg.), *Metastasiertes Prostatakarzinom*,
https://doi.org/10.1007/978-3-662-67297-6_8

Hintergrund und Einleitung

Die Therapie des fortgeschrittenen Prostatakarzinoms hat sich in den vergangenen Jahren grundlegend gewandelt. Dabei wird die Therapiewahl und -sequenz im metastasierten, kastrationsresistenten Prostatakarzinom (mCRPC) maßgeblich von der Vorbehandlung in der metastasierten, hormonsensitiven Situation oder dem nicht metastasierten, kastrationsresistenten Prostatakarzinom (nmCRPC) bestimmt (von Amsberg et al. 2022).

Beim metastasierten, hormonsensitiven Prostatakarzinom (mHSPC) stehen mit Abirateron, Apalutamid und Enzalutamid 3 Androgenrezeptor (AR)-gerichtete Medikamente („new/next generation hormonal agents"; NHA) zur Verfügung, die jeweils in Kombination mit einer Androgendeprivationstherapie (ADT) zu einer Verlängerung des medianen Gesamtüberlebens (OS) im Vergleich zur alleinigen ADT geführt haben (Fizazi et al. 2019b; Chi et al. 2021; Davis et al. 2019). Neu hinzugekommen ist die Tripletherapie mit ADT, Darolutamid und Docetaxel, die im Vergleich zur Hormonchemotherapie mit ADT und Docetaxel das Risiko zu versterben um 32,5 % senken konnte (Smith et al. 2022). Im nicht-metastasierten, kastrationsresistenten Prostatakarzinom (nmCRPC) mit einer PSA-Verdopplungszeit < 10 Monate konnte durch die Intensivierung der ADT mit Apalutamid, Darolutamid oder Enzalutamid eine signifikante Verlängerung des metastasenfreien Überlebens (MFS) und des OS erzielt werden (Sternberg et al. 2020; Small et al. 2019; Fizazi et al. 2019a).

> Damit wird deutlich, dass künftig ein wachsender Anteil von Patienten bereits ein NHA beim Übergang in die Kastrationsresistenz erhalten haben wird. Dies war bei den Zulassungsstudien für die unterschiedlichen Behandlungsoptionen im mCRPC so noch nicht der Fall und muss bei der zu wählenden Behandlungssequenz bedacht werden.

Zugelassene Therapieoptionen für Patienten mit mCRPC umfassen die NHA Abirateron und Enzalutamid, die Taxane Docetaxel und Cabazitaxel und Radium-223 für ausschließlich ossär metastasierte Patienten. Bei Patienten mit einer pathogenen BRCA1/2-Alteration sollte Olaparib zum Einsatz kommen. Neu verfügbar sind eine Kombination aus Abirateron/Olaparib für eine nicht-biomarkerselektionierte Population und die PSMA-Radioligandentherapie für Männer mit einer PSMA-Expression im PSMA-PET-CT.

Das Kapitel gibt einen Überblick über die einzelnen Substanzen sowie mögliche Behandlungssequenzen.

Definition der Kastrationsresistenz

Ein Prostatakarzinom wird als kastrationsresistent eingestuft, wenn der Serumtestosteronwert im Kastrationsbereich liegt (< 50 ng/dl oder 1,7 nmol/L) und eines der folgenden Kriterien erfüllt ist:
- biochemischer Progress: 3 konsekutive PSA-Anstiege im Abstand von mindestens einer Woche mit 2 Anstiegen 50 % über dem Nadir und einem PSA-Wert > 2 ng/mL oder
- radiologischer Progress: Auftreten neuer Läsionen mit mindestens 2 neuen Knochenläsionen in der Skelettszintigrafie oder einer Weichteilläsion nach RECIST (Response Evaluation Criteria in Solid Tumours).

> Die EAU-Leitlinien sehen einen rein symptomatischen Progress nicht als ausreichendes Kriterium für die Definition der Kastrationsresistenz an und empfehlen für diese Patienten eine weitere Abklärung (Bonkat et al. 2023).

Substanzen zur Therapie des mCRPC

Zur Therapie des mCRPC können unterschiedliche Substanzklassen eingesetzt werden, die im Folgenden dargestellt werden.

> **Substanzklassen der Therapie des mCRPC**
> - „new hormonal agents" (NHA)
> - taxanbasierte Chemotherapie (CTX)
> - PARP-Inhibitoren
> - PSMA-Radioligandentherapie (PSMA RLT)
> - Radium-223

Neue hormonrezeptorgerichtete Medikamente („new hormonal agents"; NHA)

Auch in der Kastrationsresistenz beeinflusst der Androgenrezeptor (AR) das Tumorwachstum und bleibt damit ein wichtiger therapeutischer Angriffspunkt. Basierend auf dieser Erkenntnis wurden Abirateron und auch Enzalutamid entwickelt.

Abirateron

Abirateron hemmt die Cytochrom P450 17 (CYP17)-alpha-Hydroxylase/17,20-Lyase und unterbindet so die Androgenbiosynthese auch außerhalb des Hodens in Nebenniere sowie dem Tumor selbst. Die Einnahme des Medikaments erfolgt gemeinsam mit Prednisolon/Prednison (zur Vereinfachung wird im Folgenden immer nur Abirateron genannt, auf die Nennung des Prednisolons wird verzichtet). Abirateron führte sowohl vor als auch nach Chemotherapie mit Docetaxel bei Patienten mit mCRPC in zwei internationalen, randomisierten Phase-III-Studien (COU-AA301 und COU-AA302) im Vergleich zur alleinigen Kortisonbehandlung zu einer signifikanten Verlängerung des medianen Gesamtüberlebens (OS) (siehe ◘ Tab. 1) (Fizazi et al. 2012; Ryan et al. 2013).

Enzalutamid

Enzalutamid ist ein oraler AR-Inhibitor der 2. Generation, der an wichtigen Schaltstellen des AR-Signaltransduktionswegs angreift. Enzalutamid bindet effektiv den AR und bewirkt so eine verminderte Translokation des Rezeptors in den Zellkern. Zudem verhindert es durch konformative Veränderungen eine Rezeptorkomplexbindung mit entsprechenden DNA-Abschnitten und unterdrückt die Aktivierung von Zielgenen der Tumorgenese. Ähnlich wie Abirateron führte Enzalutamid zu einer signifikanten Verlängerung des OS von Patienten mit mCRPC vor und nach Chemotherapie mit Docetaxel in Phase-III-Studien (PREVAIL, AFFIRM; ◘ Tab. 1), wobei hier die Vergleichsarme rein Placebo-kontrolliert waren (Beer et al. 2014b, 2017; Scher et al. 2012);.

Abirateron und Enzalutamid sind basierend auf den genannten Phase-III-Studien sowohl vor als auch nach Chemotherapie mit Docetaxel zugelassen, vor Docetaxel allerdings mit einer Beschränkung auf Patienten mit geringer oder fehlender klinischer Symptomatik entsprechend den Einschlusskriterien der Studien.

> Ein wichtiger Unterschied beider Medikamente – Abirateron und Enzalutamid – ist das Nebenwirkungsprofil. Dies sollte in Abhängigkeit der Begleiterkrankungen des Patienten bei der Therapiewahl berücksichtigt werden.

◘ **Tab. 1** Übersicht zugelassener Therapieoptionen beim metastasierten, kastrationsresistenten Prostatakarzinom (mCRPC). (Zulassungsrelevant Phase III Studien) modifiziert nach v. Amsberg et al.; *Anordnung alphabetisch nach Wirkstoffnamen*

Prüfsubstanz	Indikation	Studienbezeichnung	Komparator	mOS: HR; 95 %-KI, p-Wert
Abirateron[1]	mCRPC vor und nach Docetaxel	COU-AA301 (Fizazi et al. 2012) (nach Docetaxel)	Placebo/ Prednisolon	0,74 (0,64–0,86) 0,0001
		COU-AA302 (Ryan, Smith et al. 2015) (vor Docetaxel)	Placebo/ Prednisolon	0,81 (0,70–0,93]; 0,0033
Cabazitaxel	mCRPC nach Docetaxel	TROPIC (Bono et al. 2010)	Mitoxantron	0,70; (0,59–0,83) < 0,0001
Docetaxel	mCRPC	TAX327 (Tannock et al. 2004)	Mitoxantron	0,76 (0,62–0,94) 0,009
Enzalutamid	mCRPC vor und nach Docetaxel	AFFIRM (Scher et al. 2012) (nach Docetaxel)	Placebo	0,63; (0,53–0,75) <0,001
		PREVAIL (Beer et al. 2014a) (vor Docetaxel)	Placebo	0,71; (0,60–0,84); <0,001
^{177}Lu-PSMA-617	mCRPC nach NHA und Docetaxel mit positivem PSMA-PET-CT	VISION (Sartor et al. 2021)	SOC[2]	0,62 (0,52–0,74); <0,001
Olaparib	mCRPC mit Nachweis einer BRCA1/2-Mutation nach mindestens 1 NHA	PROFOUND (Hussain et al. 2020)	2. NHA	0,69 (0,50–0.97); 0,02[3]
Olaprib/Abirateron[1]	mCRPC bei Patienten, bei denen eine Chemotherapie klinisch nicht indiziert ist	PROpel (Clarke et al. 2022, 2023)	Abirateron[1]	0,81 (0,67–1,00); 0,0544
Radium-223	mCRPC nach 2 Vortherapien	ALSYMPCA (Parker et al. 2013)	„best supportive care"	0,70 (0,58–0,83) <0,001

Erläuterungen: mOS =n mittleres Gesamtüberleben; HR = Hazard Ratio; KI = Konfidenzintervall; NHA =„new hormonal agent";[1] in Kombination mit Prednison/Prednisolon; [2] keine chemo- oder immuntherapeutische Behandlungsansätze, Radium-223 sowie experimentelle Therapien; [3] Kohorte A mit Nachweis einer BRCA1/2- oder ATM-Mutation.

Taxanbasierte Chemotherapie (CTX)

Docetaxel

Docetaxel kombiniert mit Prednison erzielte als erstes Chemotherapeutikum in einer Dosierung von 75 mg/m^2 in 3-wöchentlichen Abständen eine signifikante Verlängerung des OS in der kastrationsresistenten Situation. Es stellte lange Zeit die Standardbehandlung für Patienten mit mCRPC dar (Tannock et al. 2004). Eine bessere Verträglichkeit wurde für eine Dosierung von 50 mg/m^2 alle 2 Wochen berichtet, nach aktueller Datenlage ohne Wirkverlust im Vergleich zur Standarddosierung (Kellokumpu-Lehtinen et al. 2013).

Cabazitaxel

Das semisynthetische Taxan Cabazitaxel unterscheidet sich von Docetaxel durch eine deutlich geringere Affinität zu p-Glycoprotein, einer ATP-abhängigen Proteinpumpe, die aktiv Chemotherapeutika aus dem Inneren der Tumorzelle ausschleusen kann und auf diesem Weg eine Resistenz gegen Docetaxel vermittelt. Es ist damit auch wirksam, wenn bereits eine Docetaxelresistenz besteht (Pivot et al. 2008; Mita et al. 2009). In der Zulassungsstudie TROPIC führte Cabazitaxel nach Docetaxelversagen im Vergleich zu Mitoxantron zu einer signifikanten Verlängerung des OS. Dies galt auch für Patienten mit einem Progress während oder kurz nach abgeschlossener Docetaxelbehandlung (de Bono et al. 2010; Oudard 2011). Aufgrund nicht unerheblicher Nebenwirkungen mit Grad-3/4-Neutropenien und febrilen Neutropenien wurde in verschiedenen Folgestudien versucht, durch Dosismodifikationen die Rate der Nebenwirkungen zu senken. In der der randomisierten Phase-III-Studie PROSELICA wurde in einem „Nicht-Unterlegenheitsdesign" eine reduzierte Dosierung von 20 mg/m^2 mit der Standarddosierung 25 mg/m^2 von Cabazitaxel verglichen. Dabei führte die Dosisreduktion zu einer deutlichen Verringerung therapiebedingter, unerwünschter Ereignisse. Beispielsweise konnte die Rate febriler Neutropenien von 9,2 auf 2,1 % gesenkt werden (Eisenberger et al. 2017). Während sich OS und PFS in beiden Kohorten nicht signifikant unterschieden, lag die PSA-Ansprechrate mit 42,9 % signifikant höher bei Patienten, die die Standarddosierung mit 25 mg/m^2 erhalten hatten im Vergleich zu 29,5 % im dosisreduzierten Therapiearm. Die CABASTY-Studie untersuchte eine 2-wöchentliche Gabe von 16 mg/m^2 im Vergleich zur Standarddosierung von 25 mg/m^2 alle 3 Wochen bei älteren Patienten über 65 Jahren. Durch das 2-wöchentliche Schema konnte wiederum die Rate schwerer Neutropenien (CTC AE Grad $\geq$ 3) und/oder neutropener Komplikationen signifikant reduziert werden (5,1 % vs. 62,5 %; Odds Ratio [OR] = 0,03 [95 %-KI 0,01–0,08], p < 0,001). Auch insgesamt wurden unerwünschte Ereignisse (CTC AE Grad $\geq$ 3) bei diesem älteren Patientenklientel seltener mit dem 2-wöchentlichen als mit dem 3-wöchentlichen Schema beobachtet (56,1 % vs. 72,9 %). OS, rPFS, PSA- und Tumoransprechen waren in beiden Behandlungsarmen vergleichbar (Dogan 2023) Im direkten Vergleich mit Docetaxel führte Cabazitaxel in der Erstlinie des mCRPC zu keiner nachweislichen Effektivitätssteigerung (FIRSTANA-Studie) (Oudard et al. 2017).

Aufgrund der Unterschiede im Nebenwirkungsprofil der beiden Taxane (z. B. geringere Rate von peripheren Polyneuropathien; PNP) kann dennoch eine Indikation für Cabazitaxel ohne Docetaxelvorbehandlung bei ausgewählten Patienten bestehen. Für diese Patienten muss allerdings ein Kostenübernahmeantrag bei der Krankenkasse gestellt werden.

PARP-Inhibitoren als Monotherapie oder in Kombination mit NHA

Seit November 2020 steht mit dem Poly(ADP-ribose)-Polymerase (PARP)-Inhibitor Olaparib erstmalig eine biomarkerbasierte Behandlung für das mCRPC zur Verfügung. In Europa ist der Einsatz der Olaparibmonotherapie auf Patienten mit pathogenen Mutationen in den Breast Cancer Genen (BRCA) 1 oder 2 beschränkt. Sie sind Bestandteil der Reparaturmechanismen der homologen Rekombination (HRR), ähnlich wie ATM oder verschiedene seltenere Gene, und damit wesentlich an der zellulären Reparatur von DNA-Doppelstrangbrüchen beteiligt. Pathogene BRCA1/2-Alterationen sind bei ca. 10 % der Patienten mit einem mCRPC nachweisbar (Abida et al. 2017). Bei ca. 50 % der Betroffenen sind sie auf Keimbahnveränderungen zurückzuführen und können damit in allen Körperzellen nachgewiesen werden (Pritchard et al. 2016). Die übrigen Männer weisen somatische Alterationen des Prostatakarzinoms auf. Ein Nachweis gelingt damit nur aus dem Tumorgewebe selbst. Es empfiehlt sich somit eine Testung des Tumorgewebes, um alle Kandidaten für die PARP-Inhibitor-Therapie zu erfassen. Bei erfolgtem Nachweis sollte allerdings ein Humangenetiker konsultiert und eine Keimbahntestung erwogen werden, um ggf. das Risiko einer familiären Belastung abzuklären.

Die Zulassung von Olaparib beruht auf der PROFOUND-Studie, in die Patienten nach Vortherapie mit mindestens einem NHA eingeschlossen werden konnten. Eine vorherige Behandlung mit Docetaxel war möglich. Die Kohorte A der Studie umfasste Patienten mit Nachweis einer Mutation in *BRCA1, BRCA2* oder ATM, Patienten der Kohorte B mit Alterationen in 12 selteneren Genen der homologen DNA-Reparatur. Randomisiert wurde zwischen Olaparib und dem zweiten NHA. Tatsächlich führte Olaparib zu einer signifikanten Verlängerung von radiologisch PFS (rPFS) und OS in Kohorte A. So konnte das Risiko zu versterben in Kohorte A um 31 % gesenkt werden. Wurden die Patienten in der Auswertung berücksichtigt, die nach einem Progress vom Kontrollarm in den Olaparibarm wechselten (67 %), war der Unterschied noch deutlicher mit einem 58 %igen Reduktion des Risikos zu versterben. Die deutlichsten Unterschiede wurden für Patienten mit einer BRCA1/2-Alteration festgestellt mit einem rPFS von 9,79 Monaten und einem OS von 20,1 Monaten im Vergleich zu 2,96 Monaten und 14,4 Monaten im Kontrollarm (HR rPFS: 0,22 [95 %-KI 0,15–0,32]; OS 0,63 [95 %-KI 0,42–0,95]; (Hussain et al. 2020; de Bono et al. 2020).

Auf dem Kongress für Uroonkologie der amerikanischen Gesellschaft für Onkologie (ASCO-GU) 2023 wurden zudem die Daten der Phase-III-Studie TRITON-3 zu einem zweiten PARP-Inhibitor Rucabarib gezeigt. In die Studie eingeschlossen wurden chemotherapienaive Patienten mit BRCA1/2-Alteration oder einer ATM-Mutation, die zuvor bereits Abirateron oder Enzalutamid erhalten hatten. Die Patienten wurden im Verhältnis 2:1 randomisiert und erhielten entweder Rucaparib (n = 270) oder nach Wahl des Behandlers Docetaxel (n = 75) bzw. das jeweils andere NHA (Abirateron oder Enzalutamid) (n = 60) im Kontrollarm. Rucaparib führte im Vergleich zur Therapie nach Wahl des Behandlers zu einer signifikanten Verlängerung des progressionsfreien Überlebens von 6,4 auf 11,2 Monate bei BRCA1/2+-Patienten (HR 0,50; 95 %-KI 0,36–0,69; Log-rank p < 0,0001). Unter Berücksichtigung der ATM-mutierten Patienten in der Intend-to-treat (ITT)-Population war die Verlängerung des PFS mit 6,4 auf 10,2 Monate vergleichbar. Auch die Subgruppe der Docetaxel-behandelten Patienten war den PARP-Inhibitor-therapierten, BRCA-mutierten Patienten unterlegen mit einem PFS von 8,3 im Vergleich zu 11,2 Monate (HR 0,53; 95%-KI 0,37–0,77; Log-rank p=0,0009). Der Vergleich zwischen Rucaparib und dem 2. NHA fiel mit einer PFS-Verlängerung von 4,5 auf 11,2 Monate sogar deutlicher aus (HR 0,38; 95%-KI 0,25–0,58; Log-rank p<0,0001). In einer Interimsanalyse zum OS zeichnete sich ebenfalls ein Vorteil für den PARP-Inhibitor ab mit 24,3 Monaten im Vergleich zu 20,8 Monaten für den Kontrollarm, und das, obwohl 75% der Patienten nach Progress im Kontrollarm in den Rucaparibarm wechselten (Fizazi et al. 2023). Rucaparib ist in Deutschland bislang nicht für die Behandlung von Patienten mit Prostatakarzinom zugelassen.

Zusätzlich zu den Monotherapien wurden auch unterschiedliche Kombinationen von PARP-Inhibitoren mit NHA untersucht. Eine Zulassung erfolgte bislang für die Kombination aus Olaparib und Abirateron. Sie wurde bei nicht-biomarkerselektionierten Patienten in der Erstlinie des mCRPC in der multizentrischen, randomisierten, doppelblinden Phase-III-Studie PROpel untersucht und mit einer alleinigen Abiraterontherapie verglichen.

Wissenschaftliche Rationale für die Wahl einer „All-Comer-Population" (d. h. eine nicht für HRR-Defekte biomarkerselektionierte Patientengruppe) ist eine Interaktion zwischen DNA-Reparaturmechanismen und dem AR-Signaltransduktionsweg. So scheinen die PARP-Enzyme an einer positiven Ko-Regulation des AR-Signalweges beteiligt zu sein. Außerdem konnte gezeigt werden, dass NHA die Transkription verschiedener HRR-Gene hemmen. Die so eingeschränkte HRR-Funktion führt zu einer Zunahme der Sensitivität für PARP-Inhibitoren, auch wenn keine pathogene Veränderung der Gene selbst vorliegt.

In die PROpel-Studie konnten mCRPC-Patienten eingeschlossen werden, die 12 Monate vor Studienbeginn kein NHA erhalten hatten. Eine Vorbehandlung mit Docetaxel in der neoadjuvanten, adjuvanten oder metastasierten, hormonsensitiven Situation war möglich, wurde aber bei der Stratifizierung berücksichtigt. Die Kenntnis des HRR-Status war kein Einschlusskriterium, eine entsprechende Analyse war allerdings vorgeplant. Diese umfasste die Testung des (meist archivierten) Tumorgewebes sowie der zirkulierenden Tumor-DNA aus dem peripheren Blut. Die Studie erreichte ihren primären Endpunkt mit einer signifikanten Verlängerung des medianen bildmorphologischen PFS (bPFS) durch die Hinzunahme von Olaparib zu Abirateron im Vergleich zur alleinigen Abirateronbehandlung (24,8 vs. 16,6 Monate; HR 0,66; 95%-KI, 0,54–0,81; p<0,001) in der nicht-biomarkerselektionierten Patientenpopulation. Pathogene HRR-Alterationen wurden bei 27,8% der mit Abirateron/Olaparib behandelten und 29% der Patienten in der Kontrollgruppe nachgewiesen. BRCA1 und 2 waren bei 2,3% und 9,5% der mit Abirateron/Olaparib behandelten und bei 0,8% und 8,8% der Kontrollpatienten pathogen verändert. In der Subgruppe der HRR+-Patienten fiel der Effekt der Kombination besonders deutlich aus mit einer Halbierung des Risikos für einen Krankheitsprogress. Auf dem aktuellen ASCO-GU 2023 wurden die finalen Daten zum Gesamtüberleben vorgestellt. Der Benefit für die Gesamtkohorte betrug ca. 7 Monate, war allerdings statistisch nicht signifikant (HR 0,81; 95%-KI 0,67–1,00). Die Auswertung der Subgruppen mit und ohne HRR-Mutation zeigte, dass vor allem die Patienten mit HRR-Mutation profitierten (HRR 0,66; 95%-KI 0,45–0,95). Dies galt insbesondere für Patienten mit Nachweis einer BRCA1/2-Mutation mit einer 71%igen Reduktion des Risikos zu versterben durch die Hinzunahme von Olaparib (Clarke et al. 2022, 2023).

Das Sicherheitsprofil der Kombination entsprach im Wesentlichen dem der beiden Einzelsubstanzen. Zu den häufigsten unerwünschten Ereignissen in der Abirateron/

Olaparib-Gruppe zählten Anämie, Müdigkeit/Asthenie und Übelkeit.

Auf dem ASCO-GU 2023 wurden zudem erstmalig die Daten der TALAPRO-2-Studie gezeigt, einer im Vergleich zur PROpel-Studie ähnlich designten randomisierten Phase-III-Studie zur Kombination aus dem PARP-Inhibitor Talazoparib und dem NHA Enzalutamid im Vergleich zu einer Enzalutamidmonotherapie. Im Vergleich zur PROpel-Studie war in der TALAPRO-2-Studie die Rate der Patienten mit nachgewiesener HRR-Mutation geringer. Im Talazoparibarm hatten 5,7 % eine BRCA1/2-Mutation, im Placeboarm waren es 6,9 %. Ein Grund dafür dürfte sein, dass bei fast allen Patienten die Mutationsanalyse ausschließlich mit Tumorgewebe durchgeführt wurde, und der Anteil der Patienten mit einem unbekannten HRR-Status war in beiden Studienarmen relativ hoch. Die Kombination von Talazoparib und Enzalutamid führte in der Gesamtkohorte zu einer signifikanten Reduktion des Risikos für einen Krankheitsprogress um 37 % (HR 0,63; 95 %-KI 0,51–0,78; p < 0,001). Die Analyse der Subgruppen mit HRR-Mutation oder fehlenden Mutationen bzw. unbekanntem Status zeigte bei den HRR-mutierten Patienten einen deutlicheren Effekt für die Hinzunahme von Talazoparib. Die abschließende Auswertung des Gesamtüberlebens ist noch ausstehend (Agarwal et al. 2021). Zudem wird es Auswertungen für eine erweiterte „HRR"-positive Kohorte geben.

Ein unterschiedliches Studiendesign kam bei der MAGNITUDE-Studie zum Vergleich des PARP-Inhibitors Niraparib in Kombination mit Abirateron im Vergleich zur Abirateronmonotherapie zum Einsatz. Hier erfolgte eine Biomarkerselektion bereits vor Randomisierung. Die Rekrutierung in die Kohorte ohne Nachweis einer HRR-Mutation wurde frühzeitig bei fehlender Effektivitätssteigerung durch den PARP-Inhibitor beendet. In der HRR+-Kohorte führte die Hinzunahme von Niraparib zu einer Verlängerung des rPFS, auch hier steht die finale Auswertung zum Gesamtüberleben noch aus (Chi et al. 2022; Castro et al. 2023; Efstathiou et al. 2023).

> Talazoparib und Niraparib sind zum Zeitpunkt der Kapitelerstellung noch nicht für die Therapie des mCRPC in Deutschland zugelassen (Mai 2023).

PSMA-Radioligandentherapie (PSMA-RLT)

Das prostataspezifische Membranantigen (PSMA) ist eine transmembrane Glutamat-Carboxypeptidase, die auf Prostatakarzinomzellen stark exprimiert ist. Dabei ist eine hohe PSMA-Expression mit einer schlechten Prognose assoziiert (Hupe et al. 2018).

Der β-Strahler 177Lu-PSMA-617 gibt selektiv Strahlung an PSMA-positive Zellen und die Mikroumgebung ab (Afshar-Oromieh et al. 2015). In der Zulassungsstudie VISION, einer internationalen, unverblindeten Phase-III-Studie, wurde eine PSMA-Radioligandentherapie (PSMA-RLT) mit (177 Lu)Lutetiumvipivotid tetraxetan in Kombination mit der Standardtherapie (Standard of Care; SOC) mit der alleinigen Standardtherapie verglichen. Eingeschlossen werden konnten mCRPC-Patienten, die zuvor mindestens ein NHA und ein Taxan erhalten und ein positives PSMA-Gallium-68 (68 Ga)-Positronenemissions-Computertomogram (PET-CT) hatten. Zum Ausschluss führte der Nachweis von suspekten, PSMA-negativen Läsionen in Knochen (≥ 1 cm), Lymphknoten (≥ 2,5 cm) oder Organen (≥ 1 cm). Die Patienten wurden im Verhältnis 2:1 randomisiert und erhielten entweder die PSMA-RLT (7,4 GBq alle 6 Wochen für 4–6 Zyklen) zusätzlich zum protokollgemäßen SOC oder den alleinigen SOC. Die nach Protokoll zulässige Standardbehandlung schloss Chemotherapie, Immuntherapie, Radium-223 und Prüfpräparate aus. Insgesamt wurden 831 Patienten randomisiert. (177 Lu)Lutetiumvipivotid tetraxetan/SOC verlängerte im Vergleich zum alleinigen SOC signifikant sowohl das bildgebungsbasierte PFS (median 8,7 vs. 3,4 Monate; HR für Progression oder Tod 0,40; 99,2 %-KI 0,29–0,57; p < 0,001) als auch das Gesamtüberleben (median 15,3 vs. 11,3 Monate; Hazard Ratio für Tod 0,62; 95 %-KI, 0,52–0,74; p < 0,001). Dabei überzeugte die PSMA-RLT auch in allen relevanten sekundären Endpunkten wie beispielsweise dem PSA-Ansprechen oder der Zeit bis zur ersten skelettalen Komplikation. Unerwünschten Ereignissen Grad ≥ 3 traten häufiger mit (177 Lu) Lutetiumvipivotid tetraxetan auf (52,7 % vs. 38,0 %), ohne dass sich dies allerdings auf die Lebensqualität ausgewirkt hätte (Sartor et al. 2021).

In der TheraP-Studie, einer randomisierten Phase-II-Studie, wurde 177Lu-PSMA-617 mit Cabazitaxel verglichen. Dabei unterlag die Auswahl der Patienten einer strengen Selektion. Erforderlich für eine Studienteilnahme war neben einer Vorbehandlung mit einem NHA und Docetaxel auch ein PSA-Wert > 20 ng/mL sowie ein Nachweis PSMA-positiver Läsionen im PSMA-PET-CT. Alle Patienten erhielten zusätzlich ein FDG-PET-CT, das keine suspekten FDG-positiven Läsionen aufweisen durfte, die nicht auch eine gleichzeitige PSMA-Expression im PSMA-PET-CT zeigten.

Die Studie zeigte einen Vorteil der PSMA-RLT im Vergleich zur Chemotherapie bezüglich des PSA-Ansprechens (66 % vs. 37 %), der PFS-Rate nach 1 Jahr (19 % vs. 3 %) und der Rate der Nebenwirkungen (33 % vs. 53 %). Beide Behandlungsgruppen hatten jedoch ein vergleichbares Gesamtüberleben (HR 0,97; KI 0,70–1,4) (Hofman et al. 2021, 2022).

> Sowohl in der VISION-Studie als auch in der TheraP-Studie profitierten besonders Patienten von der PSMA-RLT, die einen hohen standardisierten Uptake Value (SUV) aufwiesen, als Indikator für eine hohe PSMA-Expression des Tumors (Kuo et al. 2022).

Radium-223

Ossäre Metastasen werden bei mehr als 80 % der Patienten mit einem mCRPC nachgewiesen. Sie können zu Schmerzen, Hyperkalzämie, pathologischen Frakturen oder Rückenmarkkompression führen. Diese Komplikationen werden in klinischen Studien als skelettale Ereignisse bezeichnet („sceletal related events"; SRE). Radium-223-Dichlorid ist ein α-Strahler, der nach einem gezielten Einbau in den Knochen im Sinne eines Kalzium-Mimikry ionisierende Strahlung freisetzt und so zu einem hohen lokalen Effekt am Tumorgewebe unter verhältnismäßiger Schonung des umgebenden, gesunden Gewebes führt. In der ALSYMPCA-Studie senkte Radium-223 signifikant das Auftreten von SRE und führte zu einer Verlängerung des mittleren Gesamtüberlebens um 3,6 Monate im Vergleich zu einer Kontrollgruppe, die lediglich „best supportive care" erhielt (Parker et al. 2013).

> Aufgrund seines Wirkprinzips beschränkt sich die Zulassung von Radium-223 auf ausschließlich ossär metastasierte Patienten.

Therapieentscheidung basierend auf der Vortherapie im metastasierten hormonsensitiven Prostatakarzinom (mHSPC)

Entscheidend für die Weiterbehandlung nach dem Übergang in die Kastrationsresistenz ist die Vortherapie in der hormonsensitiven Situation. Im Folgenden werden die möglichen Behandlungsoptionen basierend auf den zuvor applizierten Therapien aufgezeigt.

Vortherapie mit einer alleinigen ADT

Aufgrund der neuen Behandlungsoptionen geht die Zahl der Patienten, die eine alleinige ADT vor Eintritt in die Kastrationsresistenz erhalten haben, kontinuierlich zurück. Bei fehlender oder milder klinischer Symptomatik stehen in dieser Situation die NHA Abirateron oder Enzalutamid zur Verfügung, die beide in Phase-III-Studien eine signifikante OS-Verlängerung erzielen konnten (◘ Tab. 1) (COU-AA302; PREVAIL; Beer et al. 2014; Ryan et al. 2015a, b). Neu zugelassen für diese Patienten ist eine Kombinationstherapie mit Olaparib und Abirateron/Prednisolon, sofern eine Chemotherapie klinisch nicht indiziert ist. Die Zulassung ist unabhängig vom HRR-Status. Die Kombination aus Abirateron und Olaparib führte in der Erstlinie des mCRPC zu einer signifikanten Verbesserung des rPFS. Besonders deutlich zeigte sich dieser Vorteil bei HRR+-Patienten und hier insbesondere bei den Patienten mit Nachweis einer BRCA1/2-Mutation in der Zulassungsstudie PROpel (s. o.). Für diese Patienten konnte auch eine signifikante und klinisch bedeutsame Verlängerung des Gesamtüberlebens gezeigt werden (Clarke et al. 2022, 2023).

> Eine Chemotherapie mit Docetaxel als 1. Behandlungslinie in der Kastrationsresistenz ist in der Regel Patienten mit höherer Symptomlast vorbehalten.

Vortherapie mit einem NHA

Nach einer vorausgegangenen Therapie mit einem NHA empfehlen die Leitlinien den Wechsel auf eine Substanzklasse mit einem alternativen Wirkprinzip („Mode of Action"-Wechsel). Ursächlich ist die mögliche Kreuzresistenz gegen das 2. NHA. Tatsächlich führte in einer Studie zur Untersuchung der Sequenz der beiden NHA beim mCRPC die Abfolge Abirateron nach Enzalutamid nur bei 4 % der Patienten zu einem PSA-Rückgang > 50 %, in umgekehrter Reihenfolge gelang dies zumindest in 31 % der Fälle. Das PFS des 2. NHA betrug jedoch weniger als 3 Monate (Khalaf et al. 2019). Weniger ausgeprägt könnte die Entwicklung von Kreuzresistenzen nach Vortherapie mit Apalutamid ausfallen. So zeigte sich in der TITAN-Studie kein signifikanter Unterschied für das PFS2 (Dauer der ersten Folgetherapie nach Apalutamid/Placebo seit Studienbeginn) zwischen einer hormonellen Folgebehandlung und einer taxanhaltigen Chemotherapie nach Apalutamidgabe in der hormonsensitiven Situation (Agarwal et al. 2020). Als ursächlich wurde eine verhältnismäßig geringere Zahl von AR-Alterationen (Mutationen, Amplifikationen, alternative Splice-Varianten) im Apalutamidarm im Vergleich zum Kontrollarm mit der alleinigen ADT diskutiert.

Für Patienten mit Nachweis einer pathogenen BRCA1/2-Mutation wird basierend auf den Ergebnissen der PROFOUND-Studie eine Therapie mit Olaparib empfohlen (de Bono et al. 2020; Hussain et al. 2020). Alternativ kann eine Kombination aus Abirateron und Olaparib auch für nicht-biomarkerselektionierte Patienten zum Einsatz kommen. Allerdings wurden diese Patienten in der Zulassungsstudie PROpel nicht berücksichtigt (keine Gabe eines NHA 12 Monate vor Studienstart) (Clarke et al. 2022, 2023). Zur Beurteilung der Effektivität dieser Sequenz müssen daher weitere Daten, zum Beispiel aus „Real Life"-Untersuchungen abgewartet werden. Auch aus den anderen beiden Phase-III-Studien MAGNITUDE und TALAPRO-2 können hier keine Rückschlüsse gezogen werden, da in diesen beiden Studien zwar eine Vorbehandlung mit einem NHA möglich war, die Zahl der Patienten jedoch sehr klein war (Agarwal et al. 2021; Chi et al. 2022).

▶ Patienten, die keine pathogene BRCA1/2-Alteration aufweisen, sollte eine Chemotherapie mit Docetaxel angeboten werden (S3-Leitlinie Prostatakarzinom, Version 6.2).

Vortherapie mit Docetaxel

Nach vorheriger Therapie mit Docetaxel bietet sich eine Behandlung mit Abirateron oder Enzalutamid an. Auch für diese Situation konnte in randomisierten Phase-III-Studien jeweils eine signifikante Verlängerung des PFS und OS gezeigt werden (COU-AA301, AFFIRM; s. oben; ◘ Tab. 1) (Fizazi et al. 2012).

Alternativ sollte auch für diese Patienten eine Kombination mit Abirateron und Olaparib erwogen werden, insbesondere wenn eine pathogene HRR-Alteration vorliegt. Aufgrund der sehr überzeugenden Daten der Subgruppe der PROpel-Studie zu BRCA1/2-mutierten Patienten ist die Kombination mit dem PARP-Inhibitor bei diesen Patienten die erste Wahl (Clarke et al. 2022, 2023).

Alternativ kann eine Chemotherapie mit Cabazitaxel erfolgen. Diese kann insbesondere bei symptomatischen Patienten eine sinnvolle Alternative darstellen (de Bono et al. 2010; Oudard 2011).

Vortherapie mit einem NHA und Docetaxel

Nach Vortherapie mit einem NHA und Docetaxel in der hormonsensitiven oder kastrationsresistenten Situation bieten sich verschiedene Optionen an. Sofern noch nicht erfolgt, sollte der BRCA1/2-Status bestimmt werden, um die Möglichkeit einer Olaparib-Therapie zu evaluieren (s. oben) (de Bono et al. 2020; Hussain et al. 2020).

Für die übrigen Patienten steht die PSMA-RLT als neue Option seit Dezember 2022 zur Verfügung. Ein PSMA-PET-CT mit Nachweis einer entsprechenden PSMA-Expression ist Voraussetzung (Sartor et al. 2021).

Alternativ kann eine Chemotherapie mit Cabazitaxel erfolgen. Welcher der beiden Optionen der Vorzug gegeben werden sollte, muss von der Gesamtsituation und Verfügbarkeit der Medikation abhängig gemacht werden. Im Falle einer geringen oder fehlenden PSMA-Expression suspekter Läsionen sollte eine histologische Abklärung oder die Durchführung eines FDG-PET-CTs in Erwägung gezogen werden, um transdifferenzierte Prostatakarzinome mit Verlust der PSMA-Expression frühzeitig zu erkennen (Merkens et al. 2022). Für diese Patienten stellt die Chemotherapie ggf. unter Hinzunahme eines Platins weiterhin eine wichtige Behandlungsoption dar (Corn et al. 2019). Insgesamt ist die Prognose dieser Patienten jedoch schlecht.

▶ Patienten mit einer ausschließlich ossären Metastasierung kann zudem eine Therapie mit Radium-223 angeboten werden. Eine Kombination mit NHA sollte aufgrund der Ergebnisse der ERA223-Studie vermieden werden (Parker et al. 2013).

Therapie in späteren Behandlungslinien

Die Wahl der Therapie in späteren Behandlungslinien wird durch die vorherige Behandlung bestimmt und hängt stark ab
- vom Allgemeinzustand des Patienten,
- vom Metastasierungsmuster des Prostatakarzinoms und
- von den Komorbiditäten.

Prospektive Daten liegen für diese Situation kaum vor.

> Die Entscheidung sollte sorgfältig unter strengem Abwägen von Nutzen und Risiko erfolgen. Eine umfassende supportive Behandlung, z. B. auch mit palliativer Strahlentherapie bei lokalisierten Knochenschmerzen, sollte frühzeitig mit in das Behandlungskonzept implementiert werden.

Zusammenfassung und Ausblick

Die Therapie des mCRPC hat sich in den letzten Jahren fundamental gewandelt und wird zunehmend durch die Therapie in der hormonsensitiven Situation bestimmt. Weitere Kriterien für die Therapiewahl sind tumorspezifische Faktoren (Metastasierungsmuster, Geschwindigkeit des Krankheitsprogresses), der Allgemeinzustand des Patienten, Komorbiditäten und Lebensumstände. Zunehmend kommen bei der Wahl der Therapie jedoch auch Biomarker wie HRR-Alterationen oder die PSMA-Expression zum Tragen. Dies wird in den kommenden Jahren weiter an Bedeutung gewinnen. Durch ein wachsendes molekularpathologisches Verständnis dürften künftig zunehmend zielgerichtete Behandlungsansätze Eingang in die Therapie des Prostatakarzinoms finden. So konnte beispielsweise durch AKT-Inhibition in Kombination mit Abirateron bei Patienten mit einem PTEN-Verlust ein verbessertes rPFS erzielt werden (Sweeney et al. 2021). Zusätzliche mögliche Angriffspunkte bieten Fusionen der neurotrophen Tyrosinkinasen (*NTRK* 1–3) oder eine erhöhte Mikrosatelliteninstabilität (MSIH), die jedoch jeweils nur bei wenigen Patienten zu finden sind (Abida et al. 2019). Andere Veränderungen geben Anhaltspunkte für ein verbessertes Ansprechen der NHA (SPOP-Mutation) (Boysen et al. 2018) oder eine Resistenzentwicklung (aktivierende AR-Mutationen, -Amplifikationen, Splice-Varianten) (Ku et al. 2019). Hier werden derzeit neue Androgen-Syntheseinhibitoren wie der CYP11A1-Inhibitor ODM-208 oder Androgenrezeptor-Degradar im Rahmen klinischer Studien entwickelt. Die Therapieoptionen im mCRPC werden folglich wachsen, das Vorgehen wird individueller werden.

Literatur

Abida W, Armenia J, Gopalan A, Brennan R, Walsh M, Barron D, Danila D, Rathkopf D, Morris M, Slovin S, McLaughlin B, Curtis K, Hyman DM, Durack JC, Solomon SB, Arcila ME, Zehir A, Syed A, Gao J, Chakravarty D, Vargas HA, Robson ME, Joseph V, Offit K, Donoghue MTA, Abeshouse AA, Kundra R, Heins ZJ, Penson AV, Harris C, Taylor BS, Ladanyi M, Mandelker D, Zhang L, Reuter VE, Kantoff PW, Solit DB, Berger MF, Sawyers CL, Schultz N, Scher HI (2017) Prospective genomic profiling of prostate cancer across disease states reveals germline and somatic alterations that may affect clinical decision making. JCO Precis Oncol 2017

Abida W, Cheng ML, Armenia J, Middha S, Autio KA, Vargas HA, Rathkopf D, Morris MJ, Danila DC, Slovin SF, Carbone E, Barnett ES, Hullings M, Hechtman JF, Zehir A, Shia J, Jonsson P, Stadler ZK, Srinivasan P, Laudone VP, Reuter V, Wolchok JD, Socci ND, Taylor BS, Berger MF, Kantoff PW, Sawyers CL, Schultz N, Solit DB, Gopalan A, Scher HI (2019) Analysis of the prevalence of microsatellite instability in prostate cancer and response to immune checkpoint blockade. JAMA Oncol 5(4):471–478

Afshar-Oromieh A, Hetzheim H, Kratochwil C, Benesova M, Eder M, Neels OC, Eisenhut M, Kübler W, Holland-Letz T, Giesel FL, Mier W, Kopka K, Haberkorn U (2015) The theranostic PSMA ligand PSMA-617 in the diagnosis of prostate cancer by PET/CT: biodistribution in humans, radiation dosimetry, and first evaluation of tumor lesions. J Nucl Med 56(11):1697–1705

Agarwal N, Azad AN, Shore N, Carles J, Fay AP, Dunshee C, Karsh LI, Paccagnella ML, Santo ND, Elmeliegy M, Lin X, Niyazov A, Czibere A, Fizazi K (2021) TALAPRO-2: a phase 3 randomized study of enzalutamide (ENZA) plus talazoparib (TALA) versus placebo in patients with new metastatic castration-resistant prostate cancer (mCRPC). J Clin Oncol 39(15_suppl):TPS5089–TPS5089

Agarwal N, Chowdhury S, Bjartell A, Chung BH, d. S. Gomes AJP, Given RW, Soto ÁJ, Merseburger AS, Ozguroglu M, Uemura H, Ye D, Londhe A, Lopez-Gitlitz A, McCarthy SA, Mundle S, Chi KN (2020) Time to second progression (PFS2) in patients (pts) from TITAN with metastatic castration-sensitive prostate cancer (mCSPC) by first subsequent therapy (hormonal vs. taxane). Journal of Clinical Oncology 38(6_suppl):82–82

Beer TM, Armstrong AJ, Rathkopf D, Loriot Y, Sternberg CN, Higano CS, Iversen P, Evans CP, Kim CS, Kimura G, Miller K, Saad F, Bjartell AS, Borre M, Mulders P, Tammela TL, Parli T, Sari S, van Os S, Theeuwes A, Tombal B (2017) Enzalutamide in men with chemotherapy-naïve metastatic castration-resistant prostate cancer: extended analysis of the phase 3 PREVAIL study. Eur Urol 71(2):151–154

Beer TM, Armstrong AJ, Rathkopf DE, Loriot Y, Sternberg CN, Higano CS, Iversen P, Bhattacharya S, Carles J, Chowdhury S, Davis ID, de Bono JS, Evans CP, Fizazi K, Joshua AM, Kim CS, Kimura G, Mainwaring P, Mansbach H, Miller K, Noonberg SB, Perabo F, Phung D, Saad F, Scher HI, Taplin ME, Venner PM, Tombal B (2014a) Enzalutamide in metastatic prostate cancer before chemotherapy. N Engl J Med 371(5):424–433

Beer TM, Armstrong AJ, Rathkopf DE, Loriot Y, Sternberg CN, Higano CS, Iversen P, Bhattacharya S, Carles J, Chowdhury S, Davis ID, de Bono JS, Evans CP, Fizazi K, Joshua AM, Kim CS, Kimura G, Mainwaring P, Mansbach H, Miller K, Noonberg SB, Perabo F, Phung D, Saad F, Scher HI, Taplin ME, Venner PM, Tombal B, Investigators P (2014b) Enzalutamide in metastatic prostate cancer before chemotherapy. N Engl J Med 371(5):424–433

Bonkat G, Bartoletti R, Bruyère F (2023) EAU Guidelines, presented at the EAU Annual Congress Milan 2023

Bono JSD, Oudard S, Ozguroglu M, Hansen S, Machiels JH, Shen L, Matthews P, Sartor AO, f. t. T. Investigators (2010) Cabazitaxel or mitoxantrone with prednisone in patients with metastatic castration-resistant prostate cancer (mCRPC) previously treated with docetaxel: final results of a multinational phase III trial (TROPIC). J Clin Oncol 28(15_suppl):4508–4508

Boysen G, Rodrigues DN, Rescigno P, Seed G, Dolling D, Riisnaes R, Crespo M, Zafeiriou Z, Sumanasuriya S, Bianchini D, Hunt J, Moloney D, Perez-Lopez R, Tunariu N, Miranda S, Figueiredo I, Ferreira A, Christova R, Gil V, Aziz S, Bertan C, de Oliveira FM, Atkin M, Clarke M, Goodall J, Sharp A, MacDonald T, Rubin MA, Yuan W, Barbieri CE, Carreira S, Mateo J, de Bono JS (2018) SPOP-Mutated/CHD1-Deleted lethal prostate cancer and abiraterone sensitivity. Clin Cancer Res 24(22):5585–5593

Castro E, Chi KN, Sandhu S, Olmos D, Attard G, Saad M, Gomes AJ, Rathkopf DE, Smith MR, Kang TW, Cruz FM, Basso U, Mason G, Corral Ad, Dibaj S, Wu D, Diorio B, Gitlitz AML, Tural D Small EJ (2023) Impact of run-in treatment with abiraterone acetate and prednisone (AAP) in the MAGNITUDE study of niraparib (NIRA) and AAP in patients (pts) with metastatic castration-resistant prostate cancer (mCRPC) and homologous recombination repair (HRR) gene alterations. J Clin Oncol 41(6_suppl):172–172

Chi KN, Chowdhury S, Bjartell A, Chung BH, Pereira de Santana Gomes AJ, Given R, Juárez A, Merseburger AS, Özgüroğlu M, Uemura H, Ye D, Brookman-May S, Mundle SD, McCarthy SA, Larsen JS, Sun W, Bevans KB, Zhang K, Bandyopadhyay N, Agarwal N (2021) Apalutamide in patients with metastatic castration-sensitive prostate cancer: final survival analysis of the randomized, double-blind, Phase III TITAN study. J Clin Oncol 39(20):2294–2303

Chi KN, Rathkopf DE, Smith MR, Efstathiou E, Attard G, Olmos D, Lee JY, Small EJ, Gomes AJ, Roubaud G, Saad M, Zurawski B, Sakalo V, Mason G, Corral Ad, Wang GC, Wu D, Diorio B, Gitlitz AML, Sandhu SK (2022) Phase 3 MAGNITUDE study: first results of niraparib (NIRA) with abiraterone acetate and prednisone (AAP) as first-line therapy in patients (pts) with metastatic castration-resistant prostate cancer (mCRPC) with and without homologous recombination repair (HRR) gene alterations. J Clini Oncol 40(6_suppl):12–12

Clarke NW, Armstrong AJ, Thiery-Vuillemin A, Oya M, Shore N, Loredo E, Procopio G, Menezes Jd, Girotto G, Arslan C, Mehra N, Parnis F, Brown E, Schlürmann F, Joung JY, Sugimoto M, Virizuela JA, Emmenegger U, Navratil J, Buchschacher GL, Poehlein C, Harrington EA, Desai C, Kang J, Saad F (2022) Abiraterone and olaparib for metastatic castration-resistant prostate cancer. NEJM Evidence 1(9):EVIDoa2200043

Clarke NW, Armstrong AJ, Thiery-Vuillemin A, Oya M, Shore ND, Procopio G, Guedes JDC, Arslan C, Mehra N, Parnis F, Brown E, Schlürmann F, Joung JY, Sugimoto M, Sartor AO, Liu Y-Z, Poehlein CH, Barker L, Rosario PMd, Saad F (2023) Final overall survival (OS) in PROpel: abiraterone (abi) and olaparib (ola) versus abiraterone and placebo (pbo) as first-line (1L) therapy for metastatic castration-resistant prostate cancer (mCRPC). J Clin Oncol 41(6_suppl):LBA16-LBA16

Corn PG, Heath EI, Zurita A, Ramesh N, Xiao L, Sei E, Li-Ning-Tapia E, Tu SM, Subudhi SK, Wang J, Wang X, Efstathiou E, Thompson TC, Troncoso P, Navin N, Logothetis CJ, Aparicio AM (2019) Cabazitaxel plus carboplatin for the treatment of men with metastatic castration-resistant prostate cancers: a randomised, open-label, phase 1–2 trial. Lancet Oncol 20(10):1432–1443

Davis ID, Martin AJ, Stockler MR, Begbie S, Chi KN, Chowdhury S, Coskinas X, Frydenberg M, Hague WE, Horvath LG, Joshua AM, Lawrence NJ, Marx G, McCaffrey J, McDermott R, McJannett M, North SA, Parnis F, Parulekar W, Pook DW, Reaume MN, Sandhu SK, Tan A, Tan TH, Thomson A, Tu E, Vera-Badillo F, Williams SG, Yip S, Zhang AY, Zielinski RR, Sweeney CJ (2019) Enzalutamide with standard first-line therapy in metastatic prostate cancer. N Engl J Med 381(2):121–131

de Bono J, Mateo J, Fizazi K, Saad F, Shore N, Sandhu S, Chi KN, Sartor O, Agarwal N, Olmos D, Thiery-Vuillemin A, Twardowski P, Mehra N, Goessl C, Kang J, Burgents J, Wu W, Kohlmann A, Adelman CA, Hussain M (2020) Olaparib for metastatic castration-resistant prostate cancer. N Engl J Med 382(22):2091–2102

de Bono JS, Oudard S, Ozguroglu M, Hansen S, Machiels JP, Kocak I, Gravis G, Bodrogi I, Mackenzie MJ, Shen L, Roessner M, Gupta S, Sartor AO (2010) Prednisone plus cabazitaxel or mitoxantrone for metastatic castration-resistant prostate cancer progressing after docetaxel treatment: a randomised open-label trial. Lancet 376(9747):1147–1154

Dogan S (2023) Conference Report: European Society for Medical Oncology Congress 2022. Rare Tumors 15:20363613231162470

Efstathiou E, Smith MR, Sandhu S, Attard G, Saad M, Olmos D, Castro E, Roubaud G, Gomes AJ, Small EJ, Rathkopf DE, Gurney H, Jung W, Mason G, Francis PSJ, Wang GC, Wu D, Diorio B, Gitlitz AML, Chi KN (2023) Niraparib (NIRA) with abiraterone acetate and prednisone (AAP) in patients (pts) with metastatic castration-resistant prostate cancer (mCRPC) and homologous recombination repair (HRR) gene alterations: second interim analysis (IA2) of MAGNITUDE. J Clin Oncol 41(6_suppl):170–170

Eisenberger M, Hardy-Bessard AC, Kim CS, Géczi L, Ford D, Mourey L, Carles J, Parente P, Font A, Kacso G, Chadjaa M, Zhang W, Bernard J, de Bono J (2017) Phase III study comparing a reduced dose of cabazitaxel (20 mg/m(2)) and the currently approved dose (25 mg/m(2)) in post-docetaxel patients with metastatic castration-resistant prostate cancer-PROSELICA. J Clin Oncol 35(28):3198–3206

Fizazi K, Piulats JM, Reaume MN, Ostler P, McDermott R, Gingerich JR, Pintus E, Sridhar SS, Bambury RM, Emmenegger U, Lindberg H, Morris D, Nolè F, Staffurth J, Redfern C, Sáez MI, Abida W, Daugaard G, Heidenreich A, Krieger L, Sautois B, Loehr A, Despain D, Heyes CA, Watkins SP, Chowdhury S, Ryan CJ, Bryce AH (2023) Rucaparib or physician's choice in metastatic prostate cancer. N Engl J Med 388(8):719–732

Fizazi K, Scher HI, Molina A, Logothetis CJ, Chi KN, Jones RJ, Staffurth JN, North S, Vogelzang NJ, Saad F, Mainwaring P, Harland S, Goodman OB Jr, Sternberg CN, Li JH, Kheoh T, Haqq CM, de Bono JS (2012) Abiraterone acetate for treatment of metastatic castration-resistant prostate cancer: final overall survival analysis of the COU-AA-301 randomised, double-blind, placebo-controlled phase 3 study. Lancet Oncol 13(10):983–992

Fizazi K, Shore N, Tammela TL, Ulys A, Vjaters E, Polyakov S, Jievaltas M, Luz M, Alekseev B, Kuss I, Kappeler C, Snapir A, Sarapohja T, Smith MR (2019a) Darolutamide in nonmetastatic, castration-resistant prostate cancer. N Engl J Med 380(13):1235–1246

Fizazi K, Tran N, Fein L, Matsubara N, Rodriguez-Antolin A, Alekseev BY, Özgüroğlu M, Ye D, Feyerabend S, Protheroe A, Sulur G, Luna Y, Li S, Mundle S, Chi KN (2019b) Abiraterone acetate plus prednisone in patients with newly diagnosed high-risk metastatic castration-sensitive prostate cancer (LATITUDE): final overall survival analysis of a randomised, double-blind, phase 3 trial. Lancet Oncol 20(5):686–700

Hofman MS, L. Emmett S, Sandhu A, Iravani AM, Joshua JC, Goh DA, Pattison TH, Tan ID, Kirkwood RJ, Francis C, Gedye NK, Rutherford AY, Zhang M, McJannett M, Stockler MR, Williams S, Martin AJ, Davis ID, Australian T, Urogenital NZ, P. C. T. Group (2022) TheraP: 177Lu-PSMA-617 (LuPSMA) versus cabazitaxel in metastatic castration-resistant prostate cancer (mCRPC) progressing after docetaxel—Overall survival after median follow-up of 3 years (ANZUP 1603). J Clin Oncol 40(16_suppl):5000–5000

Hofman MS, Emmett L, Sandhu S, Iravani A, Joshua AM, Goh JC, Pattison DA, Tan TH, Kirkwood ID, Ng S, Francis RJ, Gedye C, Rutherford NK, Weickhardt A, Scott AM, Lee S-T, Kwan EM, Azad AA, Ramdave S, Redfern AD, Macdonald W, Guminski A, Hsiao E, Chua W, Lin P, Zhang AY, McJannett MM, Stockler MR, Violet JA, Williams SG, Martin AJ, Davis ID, Azad AA, Chua W, Davis ID, Dhiantravan N, Emmett L, Ford K, Hofman MS, Francis RJ, Gedye C, Goh JC, Guminski A, Hsiao E, Iravani A, Joshua AM, Kirkwood ID, Langford A, Lawrence N, Lee S-T, Lin P, Martin AJ, McDonald W, McJannett MM, Ng S, Pattison DA, Ramdave S, Rana N, Redfern AD, Rutherford NK, Sandhu S, Scott AM, Stockler MR, Subramaniam S, Tan TH, Violet JA, Weickhardt A, Williams SG, Yip S, Zhang AY (2021) [177Lu]Lu-PSMA-617 versus cabazitaxel in patients with metastatic castration-resistant prostate cancer (TheraP): a randomised, open-label, phase 2 trial. Lancet 397(10276):797–804

Hupe MC, Philippi C, Roth D, Kümpers C, Ribbat-Idel J, Becker F, Joerg V, Duensing S, Lubczyk VH, Kirfel J, Sailer V, Kuefer R, Merseburger AS, Perner S, Offermann A (2018) Expression of prostate-specific membrane antigen (PSMA) on biopsies is an independent risk stratifier of prostate cancer patients at time of initial diagnosis. Front Oncol 8:623

Hussain M, Mateo J, Fizazi K, Saad F, Shore N, Sandhu S, Chi KN, Sartor O, Agarwal N, Olmos D, Thiery-Vuillemin A, Twardowski P, Roubaud G, Özgüroğlu M, Kang J, Burgents J, Gresty C, Corcoran C, Adelman CA, de Bono J (2020) Survival with olaparib in metastatic castration-resistant prostate cancer. N Engl J Med 383(24):2345–2357

Kellokumpu-Lehtinen PL, Harmenberg U, Joensuu T, McDermott R, Hervonen P, Ginman C, Luukkaa M, Nyandoto P, Hemminki A, Nilsson S, McCaffrey J, Asola R, Turpeenniemi-Hujanen T, Laestadius F, Tasmuth T, Sandberg K, Keane M, Lehtinen I, Luukkaala T, Joensuu H (2013) 2-Weekly versus 3-weekly docetaxel to treat castration-resistant advanced prostate cancer: a randomised, phase 3 trial. Lancet Oncol 14(2):117–124

Khalaf DJ, Annala M, Taavitsainen S, Finch DL, Oja C, Vergidis J, Zulfiqar M, Sunderland K, Azad AA, Kollmannsberger CK, Eigl BJ, Noonan K, Wadhwa D, Attwell A, Keith B, Ellard SL, Le L, Gleave ME, Wyatt AW, Chi KN (2019) Optimal sequencing of enzalutamide and abiraterone acetate plus prednisone in metastatic castration-resistant prostate cancer: a multicentre, randomised, open-label, phase 2, crossover trial. Lancet Oncol 20(12):1730–1739

Ku SY, Gleave ME, Beltran H (2019) Towards precision oncology in advanced prostate cancer. Nat Rev Urol 16(11):645–654

Kuo P, Hesterman J, Rahbar K, Kendi AT, Wei XX, Fang B, Adra N, Armstrong AJ, Garje R, Michalski JM, Ghebremariam S, Brackman M, Wong C, Benson T, Vogelzang NJ (2022) [68Ga]Ga-PSMA-11 PET baseline imaging as a prognostic tool for clinical outcomes to [177Lu]Lu-PSMA-617 in patients with mCRPC: a VISION substudy. J Clin Oncol 40(16_suppl):5002–5002

Merkens L, Sailer V, Lessel D, Janzen E, Greimeier S, Kirfel J, Perner S, Pantel K, Werner S, von Amsberg G (2022) Aggressive variants of prostate cancer: underlying mechanisms of neuroendocrine transdifferentiation. J Exp Clin Cancer Res 41(1):46

Mita AC, Denis LJ, Rowinsky EK, Debono JS, Goetz AD, Ochoa L, Forouzesh B, Beeram M, Patnaik A, Molpus K, Semiond D, Besenval M, Tolcher AW (2009) Phase I and pharmacokinetic study of XRP6258 (RPR 116258A), a novel taxane, administered as a 1-hour infusion every 3 weeks in patients with advanced solid tumors. Clin Cancer Res 15(2):723–730

Oudard S (2011) TROPIC: Phase III trial of cabazitaxel for the treatment of metastatic castration-resistant prostate cancer. Future Oncol 7(4):497–506

Oudard S, Fizazi K, Sengeløv L, Daugaard G, Saad F, Hansen S, Hjälm-Eriksson M, Jassem J, Thiery-Vuillemin A, Caffo O, Castellano D, Mainwaring PN, Bernard J, Shen L, Chadjaa M, Sartor O (2017) Cabazitaxel versus docetaxel as first-line therapy for patients with metastatic castration-resistant prostate cancer: a randomized Phase III Trial-FIRSTANA. J Clin Oncol 35(28):3189–3197

Parker C, Nilsson S, Heinrich D, Helle SI, O'Sullivan JM, Fosså SD, Chodacki A, Wiechno P, Logue J, Seke M, Widmark A, Johannessen DC, Hoskin P, Bottomley D, James ND, Solberg A, Syndikus I, Kliment J, Wedel S, Boehmer S, Dall'Oglio M, Franzén L, Coleman R, Vogelzang NJ, O'Bryan-Tear CG, Staudacher K, Garcia-Vargas J, Shan M, S. Bruland Ø and O. Sartor, (2013) Alpha emitter radium-223 and survival in metastatic prostate cancer. N Engl J Med 369(3):213–223

Pivot X, Koralewski P, Hidalgo JL, Chan A, Gonçalves A, Schwartsmann G, Assadourian S, Lotz JP (2008) A multicenter phase II study of XRP6258 administered as a 1-h i.v. infusion every 3 weeks in taxane-resistant metastatic breast cancer patients. Ann Oncol 19(9):1547–1552

Pritchard CC, Mateo J, Walsh MF, De Sarkar N, Abida W, Beltran H, Garofalo A, Gulati R, Carreira S, Eeles R, Elemento O, Rubin MA, Robinson D, Lonigro R, Hussain M, Chinnaiyan A,

Vinson J, Filipenko J, Garraway L, Taplin ME, AlDubayan S, Han GC, Beightol M, Morrissey C, Nghiem B, Cheng HH, Montgomery B, Walsh T, Casadei S, Berger M, Zhang L, Zehir A, Vijai J, Scher HI, Sawyers C, Schultz N, Kantoff PW, Solit D, Robson M, Van Allen EM, Offit K, de Bono J, Nelson PS (2016) Inherited DNA-Repair gene mutations in men with metastatic prostate cancer. N Engl J Med 375(5):443–453

Ryan CJ, Smith MR, de Bono JS, Molina A, Logothetis CJ, de Souza P, Fizazi K, Mainwaring P, Piulats JM, Ng S, Carles J, Mulders PF, Basch E, Small EJ, Saad F, Schrijvers D, Van Poppel H, Mukherjee SD, Suttmann H, Gerritsen WR, Flaig TW, George DJ, Yu EY, Efstathiou E, Pantuck A, Winquist E, Higano CS, Taplin ME, Park Y, Kheoh T, Griffin T, Scher HI, Rathkopf DE (2013) Abiraterone in metastatic prostate cancer without previous chemotherapy. N Engl J Med 368(2):138–148

Ryan CJ, Smith MR, Fizazi K, Saad F, Mulders PF, Sternberg CN, Miller K, Logothetis CJ, Shore ND, Small EJ, Carles J, Flaig TW, Taplin ME, Higano CS, de Souza P, de Bono JS, Griffin TW, De Porre P, Yu MK, Park YC, Li J, Kheoh T, Naini V, Molina A, Rathkopf DE (2015a) Abiraterone acetate plus prednisone versus placebo plus prednisone in chemotherapy-naive men with metastatic castration-resistant prostate cancer (COU-AA-302): final overall survival analysis of a randomised, double-blind, placebo-controlled phase 3 study. Lancet Oncol 16(2):152–160

Ryan CJ, Smith MR, Fizazi K, Saad F, Mulders PF, Sternberg CN, Miller K, Logothetis CJ, Shore ND, Small EJ, Carles J, Flaig TW, Taplin ME, Higano CS, de Souza P, de Bono JS, Griffin TW, De Porre P, Yu MK, Park YC, Li J, Kheoh T, Naini V, Molina A, Rathkopf DE, Investigators C-A (2015b) Abiraterone acetate plus prednisone versus placebo plus prednisone in chemotherapy-naive men with metastatic castration-resistant prostate cancer (COU-AA-302): final overall survival analysis of a randomised, double-blind, placebo-controlled phase 3 study. Lancet Oncol 16(2):152–160

Sartor O, de Bono J, Chi KN, Fizazi K, Herrmann K, Rahbar K, Tagawa ST, Nordquist LT, Vaishampayan N, El-Haddad G, Park CH, Beer TM, Armour A, Pérez-Contreras WJ, DeSilvio M, Kpamegan E, Gericke G, Messmann RA, Morris MJ, Krause BJ (2021) Lutetium-177-PSMA-617 for metastatic castration-resistant prostate cancer. N Engl J Med 385(12):1091–1103

Scher HI, Fizazi K, Saad F, Taplin ME, Sternberg CN, Miller K, de Wit R, Mulders P, Chi KN, Shore ND, Armstrong AJ, Flaig TW, Fléchon A, Mainwaring P, Fleming M, Hainsworth JD, Hirmand M, Selby B, Seely L, de Bono JS (2012) Increased survival with enzalutamide in prostate cancer after chemotherapy. N Engl J Med 367(13):1187–1197

Small EJ, Saad F, Chowdhury S, Oudard S, Hadaschik BA, Graff JN, Olmos D, Mainwaring PN, Lee JY, Uemura H, De Porre P, Smith AA, Zhang K, Lopez-Gitlitz A, Smith MR (2019) Apalutamide and overall survival in non-metastatic castration-resistant prostate cancer. Ann Oncol 30(11):1813–1820

Smith MR, Hussain M, Saad F, Fizazi K, Sternberg CN, Crawford ED, Kopyltsov E, Park CH, Alekseev B, Montesa-Pino Á, Ye D, Parnis F, Cruz F, Tammela TLJ, Suzuki H, Utriainen T, Fu C, Uemura M, Méndez-Vidal MJ, Maughan BL, Joensuu H, Thiele S, Li R, Kuss I, Tombal B (2022) Darolutamide and survival in metastatic, hormone-sensitive prostate cancer. N Engl J Med 386(12):1132–1142

Sternberg CN, Fizazi K, Saad F, Shore ND, De Giorgi U, Penson DF, Ferreira U, Efstathiou E, Madziarska K, Kolinsky MP, Cubero DIG, Noerby B, Zohren F, Lin X, Modelska K, Sugg J, Steinberg J, Hussain M (2020) Enzalutamide and survival in nonmetastatic, castration-resistant prostate cancer. N Engl J Med 382(23):2197–2206

Sweeney C, Bracarda S, Sternberg CN, Chi KN, Olmos D, Sandhu S, Massard C, Matsubara N, Alekseev B, Parnis F (2021) Ipatasertib plus abiraterone and prednisolone in metastatic castration-resistant prostate cancer (IPATential150): a multicentre, randomised, double-blind, phase 3 trial. The Lancet 398(10295):131–142

Tannock IF, de Wit R, Berry WR, Horti J, Pluzanska A, Chi KN, Oudard S, Théodore C, James ND, Turesson I, Rosenthal MA, Eisenberger MA (2004) Docetaxel plus prednisone or mitoxantrone plus prednisone for advanced prostate cancer. N Engl J Med 351(15):1502–1512

von Amsberg G, Herrmann K, Hadaschik B (2022) Systemtherapie des metastasierten Prostatakarzinoms. TumorDiagnostik & Therapie 43(08):523–529

Theranostik

Lukas Lunger, Matthias Eiber und Matthias M. Heck

Inhaltsverzeichnis

Grundprinzip der Radioligandentherapie – 94

Anwendung und Durchführung der PSMA-Radioligandentherapie – 95

Wirksamkeit der Radioligandentherapie mit Lu177 – 96

Wirksamkeit der Radioligandentherapie mit Ac225-PSMA – 97

Dosimetrie und Nebenwirkungen der PSMA-Radioligandentherapie – 97

Fazit – 99

Literatur – 99

© Der/die Autor(en), exklusiv lizenziert an Springer-Verlag GmbH, DE, ein Teil von Springer Nature 2023
A. S. Merseburger und M. C. Roesch (Hrsg.), *Metastasiertes Prostatakarzinom*,
https://doi.org/10.1007/978-3-662-67297-6_9

Der Begriff „Theranostik" in der Nuklearmedizin beschreibt die enge Verzahnung von Diagnostik und Therapie mithilfe von Radioliganden, die gegen dasselbe Target gerichtet sind und entweder mit diagnostisch oder therapeutisch wirkenden Radionukliden markiert werden können.

Grundvoraussetzung der Theranostik ist die ausreichende, möglichst selektive Expression eines geeigneten Oberflächenproteins, um in weiterer Folge eine ausreichende Bindung des Radioliganden am Tumor zur Darstellung und Therapie zu gewährleisten. Für die Therapie des metastasierten Prostatakarzinoms konnten bereits verschiedene Liganden gegen das prostataspezifische Membranantigen (PSMA) entwickelt werden. Dieses Kapitel beschreibt die neuen Möglichkeiten der therapeutischen Anwendung theranostischer Medikamente in der Behandlung des metastasierten, kastrationsresistenten Prostatakarzinoms.

Grundprinzip der Radioligandentherapie

PSMA ist ein Transmembranprotein, das in Prostatakarzinomzellen im Vergleich zu gutartigem Prostatagewebe überexprimiert wird.

> Die Expression von PSMA nimmt im Krankheitsverlauf des metastasierten Prostatakarzinoms zu und steigt im kastrationsresistenten Stadium an.

PSMA selbst weist an seiner extrazellulären Domäne eine katalytische Bindungsstelle auf, die nach Ligandenbindung zur Internalisierung des gesamten Komplexes in die Zelle führt. Diese Eigenschaft kann zur Radioligandentherapie (RLT) genutzt werden. Die Internalisierung eines radionuklidmarkierten Liganden im Rahmen der RLT kann daher als intravenöse, gerichtete Strahlentherapie verstanden werden. ◘ Abb. 1 illustriert diesen Wirkmechanismus.

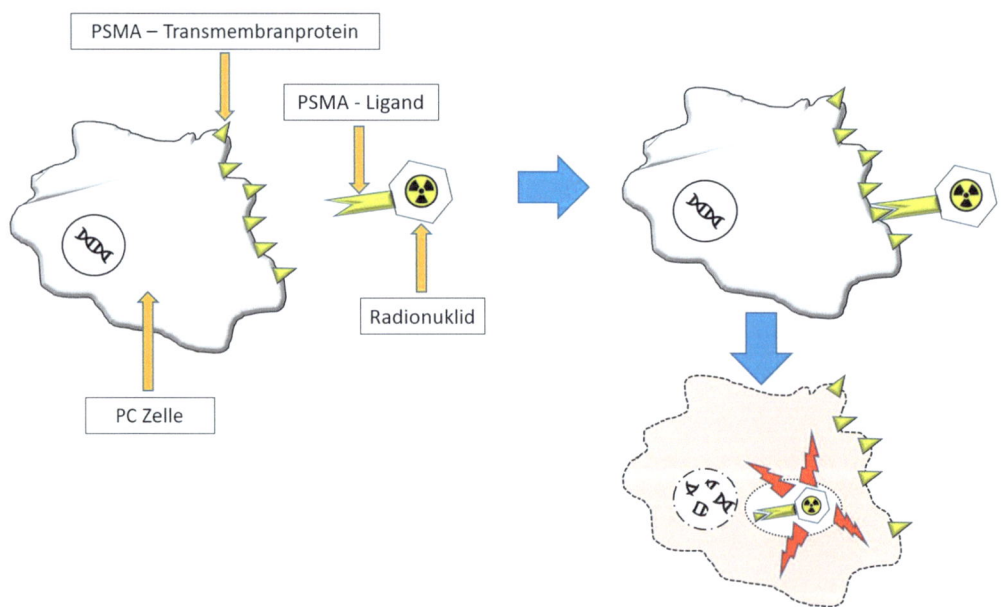

◘ Abb. 1 Prinzip der Radioligandentherapie. PSMA = prostataspezifisches Membranantigen. PC = Prostatakarzinom

Als therapeutische Liganden finden in der klinischen Routine derzeit PSMA-617 und PSMA-I&T („Imaging & Therapy") Verwendung. Derzeit liegen keine Daten zum direkten Vergleich beider Liganden vor; Erfahrungen und Ergebnisse bisheriger Studien deuten jedoch auf eine große große Ähnlichkeit im Nebenwirkungsprofil und in der therapeutischen Effektivität hin. Während PSMA-617 aufgrund prospektiver Studienergebnisse inzwischen in den USA und Europa zugelassen ist, wird PSMA-I&T auf der Basis von retrospektiven Studienergebnissen als „compassionate use" angewendet. Zur vereinfachten Lesbarkeit wird daher auf eine namentliche Unterscheidung beider Liganden verzichtet und beide Liganden in weiterer Folge unter „PSMA" zusammengefasst.

Als therapeutisches Radionuklid wird in der klinischen Routine v. a. der niedrig-energetische Betastrahler Lutetium-177 (Lu177) eingesetzt. Dieses Radionuklid zeichnet sich durch eine Eindringtiefe der emittierten Strahlung von bis zu 3 mm aus; hierdurch kann sich die Strahlenwirkung gezielt und direkt an der Metastase entfalten, ohne schwerwiegende Schädigung umliegenden, gesunden Gewebes. Des Weiteren findet der hoch-energetische Alphastrahler Actinium225 (Ac225) Anwendung. Im Gegensatz zum Betastrahler Lu177 zeigt die Behandlung mit dem Alphastrahler Ac255 eine noch geringere Gewebepenetration von ca. 0,04 mm mit jedoch höherer linearer Energieübertragung. Bisherige Ergebnisse bei Anwendung von Alphastrahlern deuten auf eine vielversprechende Wirksamkeit hin, die allerdings mit einem ungünstigeren Nebenwirkungsprofil einhergeht. Die folgenden Abschnitte beleuchten die Anwendung, die Wirkung und die Nebenwirkungsprofile beider Therapien beim metastasierten kastrationsresistenten Prostatakarzinom (mCRPC).

Anwendung und Durchführung der PSMA-Radioligandentherapie

Während für Lu177-PSMA bereits eine erfolgreich abgeschlossene Phase-III-Studie beim mCRPC vorhanden ist, liegen für die Therapie mit Ac225-PSMA bislang nur wenige Studiendaten vor.

Grundsätzlich, unabhängig vom gewählten Radionuklid, setzt die PSMA-RLT eine ausreichende PSMA-Expression der Metastasen voraus, nachgewiesen durch PSMA-Positronenemissionstomografie/Computertomografie (PET-CT). Derzeit wird vor geplanter PSMA-RLT meist ein maximaler Standardaufnahmewert (SUV_{max}) der Metastasen von mindestens dem 1,5-Fachen des mittleren Standardaufnahmewerts (SUV_{mean}) der Leber empfohlen.

> Vor geplanter PSMA-RLT ist eine ausreichende PSMA-Expression der Metastasen mittels einer PSMA PET/CT Untersuchung nachzuweisen.

Nach langsamer, intravenöser Applikation von Lu177-PSMA (über 5–15 min) wird eine posttherapeutische Szintigrafie an den Tagen 1 oder 2 nach der Behandlung zur Beurteilung der In-vivo-Verteilung des Medikaments durchgeführt. Aufgrund der Strahlenschutzbestimmungen in Deutschland müssen sich Patienten nach Applikation für mindestens 48 h in einer überwachten nuklearmedizinischen Station aufhalten.

Das bildgebende und klinische Therapieansprechen unter Lu177-PSMA wird in der Regel nach 2 Zyklen der Therapie beurteilt; in Abhängigkeit hiervon kann die Therapie auf bis zu 4–8 Zyklen erweitert werden, das Intervall zwischen 2 Zyklen beträgt meist 6 Wochen.

Da die Anwendung des Alphastrahlers Ac225-PSMA sehr fortgeschrittenen Stadien vorbehalten ist, erfolgt hier eine erste bildgebende und klinische Verlaufskontrolle bereits nach dem 1. Therapiezyklus, ungefähr 6 Wochen nach Beginn der Therapie. In Abhängigkeit des Wirkungs- und Nebenwirkungsprofils können Patienten mehrere Zyklen Ac225-PSMA durchlaufen.

Wirksamkeit der Radioligandentherapie mit Lu177

Die ersten Studien mit Lu177-PSMA-RLT waren zunächst retrospektiv und limitiert durch kleine Fallzahlen an Patienten, die konventionelle Therapielinien ausgeschöpft hatten. Kürzlich publizierte, prospektive Daten bestätigten nun die Wirkung von Lu177-PSMA in der 3. Therapielinie.

> Die Wirkung der Lu177-PSMA-RLT wurde mittlerweile als Drittlinientherapie im Rahmen prospektiver Studien bestätigt.

Die erste prospektive Studie mit Lu177-PSMA war die einarmige, monozentrische Phase-II_Studie „LuPSMA", die das Ansprechen an 30 Patienten nach Standardtherapieoptionen (einschließlich Taxanchemotherapie und Androgenrezeptor [AR]-Targettherapie) untersuchte (Hofman et al. 2018). Primäre Endpunkte waren neben Toxizität und Lebensqualität das biochemische Ansprechen (Abfallen des PSA-Wert ≥ 50 %) und das bildgebende Therapieansprechen. Die Studie zeigte einen PSA-Abfall ≥ 50 % bei rund 57 % der Patienten. Langzeitergebnisse derselben Kohorte einschließlich 20 zusätzlicher Patienten unterstrichen die Beobachtungen: Rund 64 % der Patienten hatte einen PSA-Abfall ≥ 50 %. Unter den bildgebend (nach RECIST 1.1) auswertbaren Fällen sprachen 56 % der Patienten auf die Therapie an (definiert als komplettes, partielles und stabiles Therapieansprechen). Das mediane Gesamtüberleben lag bei 13 Monaten.

Die zulassungsrelevante internationale Phase-III-Studie „VISION" konnte schließlich einen Gesamtüberlebensvorteil für die Lu177-PSMA-Therapie nachweisen (Sartor et al. 2021). Alle eingeschlossenen Patienten mussten mit mindestens einer Androgentargettherapie und mindestens einer taxanbasierten Chemotherapien vorbehandelt worden sein. Bei allen Patienten wurde ein prätherapeutisches Gallium-68-PSMA-PET-CT durchgeführt, um eine ausreichende PSMA-Expression zu sichern. Insgesamt wurden 831 Patienten im Verhältnis 2:1 randomisiert und erhielten entweder 177Lu-PSMA in Kombination mit erlaubter Standardtherapie oder eine alleinige Standardtherapie. Primäre Endpunkte dieser Studie waren das bildgebende progressionsfreie Überleben und das Gesamtüberleben. Sekundäre Endpunkte waren das objektive Therapieansprechen, die Krankheitskontrollrate sowie die Zeit bis zu symptomatischen Skeletterreignissen (z. B. pathologische Frakturen). Die Ergebnisse der Studie zeigten für beide primären Endpunkte einen Vorteil für Lu177-PSMA in Kombination mit Standardtherapie. Sowohl das bildgebend progressionsfreie Überleben (Hazard Ratio [HR] 0,4; 95 %-KI 0,29–0,57) als auch das Gesamtüberleben (HR 0,62; 95 %-KI 0,52–0,74) waren signifikant verlängert im Vergleich zur Kontrollgruppe.

Ein direkter Vergleich von Lu177-PSMA mit taxanbasierter Chemotherapie erfolgte im Rahmen der multizentrischen, randomisierten Phase-II-Studie „TheraP" bestätigt (Hofman et al. 2022). In diese Studie wurden mCRPC-Patienten nach Progression auf Docetaxeltherapie eingeschlossen, eine Vortherapie mit AR-Targettherapie war erlaubt. Prätherapeutisch erhielten alle Teilnehmer ein Gallium-68-PSMA-PE-CT sowie ein FDG-PET-CT, um Patienten mit PSMA-negativen Metastasen auszuschließen. Insgesamt mussten dadurch 27 % der gescreenten Patienten ausgeschlossen werden – eine höhere Rate im Vergleich zur VISION-Studie, bei welcher die Vorselektion nur mittels

Gallium-68-PSMA-PET-CT erfolgte. Die Patienten wurden anschließend im Verhältnis 1:1 auf eine Therapie mit Lu177-PSMA (n=99) oder Cabazitaxel (n=101) randomisiert. Die Studie zeigte signifikante Vorteile der Lu177-PSMA-Therapie im Vergleich zu Cabazitaxel in Bezug auf den primären Endpunkt mit einem Abfallen des PSA-Werts $\geq 50\%$ (49 % vs. 24 %) sowie den sekundären Endpunkt progressionsfreies Überleben (HR 0,63). Bezogen auf das Gesamtüberleben zeigte sich kein signifikanter Unterschied (medianes Gesamtüberleben von 19 Monaten unter Lu177-PSMA versus 20 Monate unter Cabazitaxel), während jedoch das Nebenwirkungsprofil von Lu177-PSMA-RLT günstiger im Vergleich zur hämatotoxischen Chemotherapie mit Cabazitaxel war (u. a. febrile Neutropenierate oder G3/4-Neutropenierate von 4 % vs. 13 %).

Wirksamkeit der Radioligandentherapie mit Ac225-PSMA

Im Gegensatz zur Therapie mit Lu177-PSMA ist die Datenlage für Ac225-PSMA spärlicher und basiert aktuell ausschließlich auf retrospektiven Studienergebnissen. Eine prospektive Phase-I-Studie mit Ac225-PSMA wurde vor Kurzem initiiert.

Eine retrospektive Studie untersuchte den Einsatz von Ac225-PSMA an 40 mCRPC-Patienten, die verfügbare Standardtherapieoptionen ausgereizt hatten. Insgesamt wurde bei 63 % der Patienten ein Abfallen des PSA-Werts $\geq 50\%$ beobachtet, das mediane Gesamtüberleben lag bei > 12 Monaten und das mediane, progressionsfreie Überleben bei 6 Monaten (Kratochwil et al. 2018). Eine größere Studie in Südafrika untersuchte den Einsatz von Ac225-PSMA an 73 Patienten mit mCRPC (Sathekge et al. 2020). Eingeschlossen wurden Patienten, die entweder bereits eine Chemotherapie mit Docetaxel erhalten oder abgelehnt hatten und keinen Zugang zu einer AR-Targettherapie im Rahmen der 1. oder 2. Therapielinie hatten. Die Studie zeigte einen Abfall des PSA-Werts $\geq 50\%$ bei 70 % der Patienten. Das mediane Gesamtüberleben der Patienten unter Therapie mit Ac225-PSMA in dieser Studie lag bei 18 Monaten.

Weitere Ergebnisse weisen darauf hin, dass die Ac225-PSMA RLT eine Resistenz gegen Lu177-PSMA überwinden könnte. Eine retrospektive Analyse untersuchte den Einsatz von Ac225-PSMA an 26 Patienten in der Viertlinie nach vorangegangener Lu177-PSMA-Therapie sowie mindestens einer Androgentargettherapie und einer Chemotherapie. Insgesamt zeigten 65 % der Patienten ein Abfallen des PSA-Werts $\geq 50\%$. Das mediane Gesamtüberleben der Patienten in dieser Studie lag bei rund 8 Monaten (Feuerecker et al. 2021).

Möglicherweise könnte Ac225-PSMA in Zukunft auch in früheren Krankheitsstadien angewendet werden: Bei 17 mCRPC-Patienten ohne vorherige Chemotherapie führte die Ac225-PSMA-RLT zu einem PSA-Abfall >90 % bei 14 von 17 Patienten (Agrawal 2020).

Allerdings steht den günstigen Wirksamkeitsdaten aus retrospektiven Studien ein ungünstiges Nebenwirkungsprofil gegenüber, das den breiten Einsatz von Ac225-PSMA einschränkt.

> Die Therapie mit Ac225-PSMA scheint wirkungsvoll, das Nebenwirkungsprofil aber ungünstig.

Dosimetrie und Nebenwirkungen der PSMA-Radioligandentherapie

Die Zielaktivität für Lu177-PSMA sollte zwischen 4 und 8 Giga-Becquerel pro Zyklus liegen; für den Alphastrahler Ac225-PSMA liegt die Zielaktivität zwischen 6 und 10 Mega-Becquerel pro Zyklus. Die Aktivität der RLT wird je nach Patient und Aktivität individuell festgelegt.

Neben der Prostata wird PSMA auch in anderen Organen exprimiert: Organe mit natürlicher PSMA-Expression sind beispielsweise die Speicheldrüsen, die Nieren, aber auch das Knochenmark, die Milz oder die Leber.

> PSMA ist nicht 100 % organspezifisch: relevante Strahlenschäden durch die PSMA-RLT betreffen vordergründig die Speicheldrüsen, die Nieren und das Knochenmark.

Die primären Sicherheitsbedenken unter PSMA-RLT betreffen allerdings vordergründig die Speicheldrüsen, die Nieren und das Knochenmark: Hier kann es zu kritischen absorbierten Strahlendosen kommen.

Dabei unterscheiden sich beide Radionuklide deutlich in Bezug auf ihr Nebenwirkungsprofil.

Lu177-PSMA- RLT
Die Behandlung mit Lu177-PSMA wird allgemein gut toleriert und führt selten zu schwerwiegenden Komplikationen oder Nebenwirkungen (Sartor et al. 2021).

> Lu177-PSMA führt selten zu schwerwiegenden Nebenwirkungen.

Die durch die Strahlentoxizität mögliche niedriggradige Xerostomie ist typischerweise vorübergehend, tritt innerhalb der ersten 1–2 Wochen nach der Infusion von Lu177-PSMA auf und betrifft rund 40–60 % der Patienten. Andere häufige, nicht-hämatologische Nebenwirkungen Grad 1/2 können Müdigkeit und Übelkeit sein (bei 40–70 % bzw. 35–40 % der Patienten). Eine behandlungsassoziierte Nephrotoxizität ist selten (9,5 %) und meistens eher mild, trotz hoher physiologischer PSMA-Expression der Nieren. Schwere, hämatologische Toxizitäten Grad 3-4 sind ebenfalls selten und wurden bei rund 10 % der Patienten beobachtet. Hämatologische Nebenwirkungen treten gehäuft bei Patienten auf, die bereits vor Therapiebeginn ein höheres Risikoprofil aufweisen. Betroffen sind also meist Patienten mit prätherapeutisch bestehender Anämie oder Thrombozytopenie, reduzierter Knochenmarkreserve nach vorangegangener Chemotherapie oder metastasenbedingter Knocheninfiltration.

Ac225-PSMA-RLT
Eine Therapie mit Ac225-PSMA zeigt im Vergleich zur Lu177-PSMA RLT ein ungünstigeres Nebenwirkungsprofil. Insbesondere die therapieassoziierte, häufig permanente und bei nahezu allen Patienten auftretende Xerostomie führt oft zum Therapieabbruch.

> Die unter Ac225-PSMA bei nahezu allen Patienten entstehende, wenngleich niedriggradige Xerostomie ist häufig permanent und führt in vielen Fällen zum Therapieabbruch.

Diese Komplikation bleibt weiterhin eine relevante Einschränkung und sorgt für Zurückhaltung sowohl unter den behandelnden Urologen/Onkologen und Nuklearmedizinern als auch unter den Patienten selbst. Bisherige Erfahrungen konnten zeigen, dass bereits niedrige Grade einer anhaltenden Xerostomie (Grade 1–2) zum Abbruch der Behandlung mit Ac225-PSMA führen können (Feuerecker et al. 2021). Supportivmaßnahmen wie die Kühlung der Speicheldrüsen während der Therapie können hilfreich sein, sie können das Auftreten der Nebenwirkung jedoch nicht komplett unterbinden. Ein experimenteller Ansatz zum Schutz der Speicheldrüsen wird derzeit mit Botulinumtoxin erprobt; prospektive Daten liegen hierzu aktuell noch nicht vor.

Verlässliche, sichere Strategien zur Überwindung dieser Nebenwirkung werden dringend benötigt, um den Einsatz in größer angelegten, prospektiven Studien zu validieren. Eine Option der Zukunft könnte eine Tandemtherapie mit Ac225-PSMA und Lu177-PSMA in reduzierter Dosis beider Radionuklide sein.

Fazit

Aktuelle Daten konnten belegen, dass die RLT mit Lu177-PSMA in der Behandlung des mCRPC effizient und nebenwirkungsarm ist. Die Kombination aus Lu177-PSMA mit etablierten Standardtherapien ist der alleinigen Standardtherapie überlegen und kann in Europa Patienten in der Drittlinie angeboten werden. Die Therapie mit dem Alphastrahler Ac225-PSMA scheint wirkungsvoll – aufgrund der spärlichen, ausschließlich retrospektiven Datenlage und der therapieassoziierten, dauerhaften Xerostomie bleibt deren Anwendung jedoch bisweilen experimentell.

Literatur

Agrawal S (2020) The role of 225Ac-PSMA-617 in chemotherapy-naive patients with advanced prostate cancer: is it the new beginning. Indian J Urol 36(1):69–70. ▶ https://doi.org/10.4103/iju.IJU_266_19

Feuerecker B, Tauber R, Knorr K, Heck M, Beheshti A, Seidl C, …, Eiber M (2021) Activity and adverse events of actinium-225-PSMA-617 in advanced metastatic castration-resistant prostate cancer after failure of lutetium-177-PSMA. Eur Urol 79(3):343–350. ▶ https://doi.org/10.1016/j.eururo.2020.11.013

Hofman MS, Emmett L, Sandhu S, Iravani A, Joshua AM, Goh JC, … Group PCT (2022) TheraP: 177Lu-PSMA-617 (LuPSMA) versus cabazitaxel in metastatic castration-resistant prostate cancer (mCRPC) progressing after docetaxel—overall survival after median follow-up of 3 years (ANZUP 1603). J Clin Oncol 40(16_suppl):5000–5000. ▶ https://doi.org/10.1200/JCO.2022.40.16_suppl.5000

Hofman MS, Violet J, Hicks RJ, Ferdinandus J, Thang SP, Akhurst T, …, Sandhu S (2018) [(177)Lu]-PSMA-617 radionuclide treatment in patients with metastatic castration-resistant prostate cancer (LuPSMA trial): a single-centre, single-arm, phase 2 study. Lancet Oncol 19(6):825–833. ▶ https://doi.org/10.1016/S1470-2045(18)30198-0

Kratochwil C, Bruchertseifer F, Rathke H, Hohenfellner M, Giesel FL, Haberkorn U, Morgenstern A (2018) Targeted alpha-therapy of metastatic castration-resistant prostate cancer with (225)Ac-PSMA-617: swimmer-plot analysis suggests efficacy regarding duration of tumor control. J Nucl Med 59(5):795–802. ▶ https://doi.org/10.2967/jnumed.117.203539

Sartor O, de Bono J, Chi KN, Fizazi K, Herrmann K, Rahbar K, …, Investigators V (2021) Lutetium-177-PSMA-617 for metastatic castration-resistant prostate cancer. N Engl J Med 385(12):1091–1103. ▶ https://doi.org/10.1056/NEJMoa2107322

Sathekge M, Bruchertseifer F, Vorster M, Lawal IO, Knoesen O, Mahapane J, …, Morgenstern A (2020) Predictors of overall and disease-free survival in metastatic castration-resistant prostate cancer patients receiving (225)Ac-PSMA-617 radioligand therapy. J Nucl Med 61(1):62–69. ▶ https://doi.org/10.2967/jnumed.119.229229

Targeted Therapien und Immuntherapie

Markus Grabbert, August Sigle, Jakob Michaelis und Christian Gratzke

Inhaltsverzeichnis

PARP-Inhibition – 102

Immuntherapie/Biomarker für den Einsatz der Immuntherapie beim Prostatakarzinom – 103

Weitere mögliche „targeted Therapien" bzw. neue Therapieansätze – 105

Ausblick – 106

Literatur – 106

© Der/die Autor(en), exklusiv lizenziert an Springer-Verlag GmbH, DE, ein Teil von Springer Nature 2023
A. S. Merseburger und M. C. Roesch (Hrsg.), *Metastasiertes Prostatakarzinom*,
https://doi.org/10.1007/978-3-662-67297-6_10

Zielgerichtete Therapieansätze

Unter dem Begriff „Targeted Therapien" werden medikamentöse Ansätze zusammengefasst, die sich gezielt gegen bestimmte Mechanismen des Zellzyklus der Tumorzellen richten, die beispielsweise das Wachstum der Tumorzelle fördern. Grundlage für deren Einsatz ist also das Verständnis über die Biologie des Tumors bzw. typische wachstumsfördernde intratumorale Mutationen. Durch die zunehmende Implementierung molekularer Tumorboards wird aktuell immer mehr Wissen über tumorspezifische genetische Veränderungen generiert, wobei der Anteil an Patienten, bei denen eine Umsetzung der Therapie erfolgt, bisher leider begrenzt ist (Hoefflin et al. 2021). Unter dem Begriff der Präzisionsonkologie versteht man den Ansatz, dass jeder Krebspatient eine individuelle Behandlung anhand spezifischer molekularer, zellulärer und funktioneller Analysen seines Tumors erhält. Denkbar ist zukünftig die Zulassung einzelner Medikamente aufgrund spezifischer Mutationen, die im Sinne eines „tumoragnostischen" Ansatzes nicht für eine einzelne Entität und ein Tumorstadium, sondern anhand einer spezifischen und biologisch relevanten Mutation erfolgt. Aktuell sind die meisten zielgerichteten Therapien beim Prostatakarzinom allerdings noch Einzelfallentscheidungen nach Ausschöpfung der leitliniengerechten Therapie bzw. bei Ermangelung zugelassener therapeutischer Alternativen.

PARP-Inhibition

PARP-Inhibitoren sind Medikamente, welche die Poly-ADP-Ribose-Polymerasen (PARPs) hemmen. Dabei handelt es sich um Enzyme, die für die Reparatur von DNA-Einzelstrangbrüchen benötigt werden. Der kombinierte Einsatz mit beispielsweise zytotoxischen Substanzen, die zu DNA-Schäden frühen, ist daher in anderen Tumorentitäten Standard. In gesunden Körperzellen können Doppelstrangbrüche durch die sogenannte homologe Rekombination repariert werden. Krebszellen, bei denen durch spezifische Mutationen (z. B. Breast Cancer Suspectibility Genes 1 und 2 [BRCA1 und 2]) die homologe Rekombinationsreparatur gestört ist, können DNA-Schäden nicht suffizient reparieren, was zu genomischer Instabilität und Apoptose führen kann (del Rivero und Kohn 2017). Bei BRCA1- bzw. BRCA2-Mutation ist außerdem bekannt, dass das Vorliegen mit einer schlechten Prognose des Prostatakarzinoms vergesellschaftet ist (Sundararajan et al. 2011).

Basierend auf der PROFOUND Studie ist aktuell der PARP-Inhibitor Olaparib eine zugelassene therapeutische Option bei Patienten mit deletärer BRCA1- oder BRCA2-Mutation im Stadium des metastasierten kastrationsresistenten Prostatakarzinoms (mCRPC). Voraussetzung ist eine vorausgegangene Therapie mit einer modernen hormonmanipulativen Substanz („next generation hormonal agent"; NHA). Ein Einsatz ist also aktuell also nur nach voheriger genetischer Testung des Tumorgewebes zugelassen und nur bei entsprechender BRCA-Mutation möglich. Der Einsatz bei Mutationen in anderen HRR-Genen (HRR = „homologous recombination repair") ist außerhalb der Zulassungsindikation in Deutschland und damit nur eine individuelle Therapiestrategie (Hussain et al. 2020).

Weitere aktuelle Studienergebnisse haben interessante Aspekte bezüglich der Einsatzmöglichkeiten bei weiteren spezifischen genetischen Alterationen hervorgebracht. Aufgrund eines möglichen Synergismus haben 2 Studien die Kombination der PARP-Inhibition mit dem NHA Abirateron untersucht. Dieser theoretische Synergismus, der in der Literatur immer wieder als „induced BRCAness" durch die Gabe von Abirateron beschrieben wird, könnte eine Erweiterung der Einsatzmöglichkeiten ohne Nachweis einer deletären BRCA-Mutation bedeuten. Die PROpel-Studie verglich Abirateron plus Olaparib im Studienarm mit Abirateron plus Placebo im Kontrollarm als Erstlinientherapie bei mCRPC. Eine spezifische Mutation war kein Einschlusskriterium. Der primäre Endpunkt des radiografisch progressionsfreien Überlebens wurde erreicht und zeigte einen Vorteil für die Kombinationstherapie (24,8 vs. 16,6 Monate). Dieser Effekt war in verschiedenen Subgruppen konstant, auch bei Patienten ohne spezifische HRR-Mutationen, welche sekundär bestimmt wurden (Markerpanel: BRCA1, BRCA2, ATM und 12 weitere HRR-Gene) (Saad et al. 2022). In Folge der Ergebnisse der Studie ist eine Zulassungserweiterung für Olaparib erfolgt und in Kombination mit Abirateron bei Patienten im mCRPC, bei denen eine Chemotherapie klinisch nicht indiziert ist, nun auch ohne Nachweis einer Mutation zugelassen (Saad et al. 2023). Auch die TALAPRO-2 Studie konnte einen Synergismus eines NHA (Enzalutamid) in Kombination mit einem PARP-Inhibitor (Talazoparib) in einem genetisch nicht selektionierten Kollektiv von first-line mCRPC Patienten nachweisen bzw. einen Vorteil bzgl. des PFS im Vergleich zur alleinigen Enzalutamid Therapie nachweisen (Agarwal et al. 2023). Im Unterschied dazu zeigte die MAGNITUDE-Studie keinen Vorteil für Patienten ohne HRR-Mutation. Diese Phase-III-Studie untersuchte die Kombination des PARP-Inhibitors Niraparib plus Abirateron mit Placebo plus Abirateron. Hier erfolgte zunächst eine Testung auf eine HRR-Mutation, wobei ein Panel von insgesamt 9 Genen angewendet wurde (Markerpanel: BRCA1, BRCA2, FANCA, PALB2, CHEK2, BRIP1, HDAC2, ATM). Nach der prospektiven Testung erfolgte die Randomisierung. Die Kohorte ohne HRR-Mutation wurde vorzeitig geschlossen, nachdem eine erste Analyse keinen Vorteil für den Studienarm zeigte. In der Gruppe mit deletärer BRCA1/2-Gruppe zeigte sich die Kombinationstherapie überlegen und führte zu einem statistisch signifikant verlängerten radiografischen progressionsfreien Überleben. Auch bei den weiteren HRR-Mutationen konnte ein Vorteil gezeigt werden (Chi et al. 2022).

Weitere vorläufige Ergebnisse wiesen ebenfalls einen relevanten Zusammenhang zwischen HRR-Mutationsstatus und einem möglichen Therapieansprechen nach, auch für die Kombination von PARP-Inhibition und Immuntherapie. Beispiele hierfür sind die vorläufigen Biomarkeranalysen der KEYNOTE-365 Studie, die Pembrolizumab in Kombination mit Olaparib beim mCRPC untersucht hat (Yu et al. 2021), bzw. der CheckMate 9KD-Studie, die Nivolumab in Kombination mit Rucaparib beim mCRPC untersucht hat (Petrylak et al. 2021). Bei beiden Studien zeigten die Patienten ohne entsprechende Mutation nur ein begrenztes Ansprechen.

Immuntherapie/Biomarker für den Einsatz der Immuntherapie beim Prostatakarzinom

Für den Einsatz der sogenannten Immuntherapie bei unselektionierten Patienten konnten bis dato keine positiven Daten beim Prostatakarzinom gezeigt werden. Als Monotherapie ist die Immuntherapie bzw. die sog. Checkpointinhibition daher bei Patienten mit Prostatakarzinom bisher nicht zugelassen. Wie auch im vorherigen Abschnitt zur PARP-Inhibition dargestellt, wird die Kombination mit anderen therapeutischen Ansätzen allerdings aktuell in einer Vielzahl von Studien untersucht. Bei den sog. Checkpointinhibitoren handelt es sich um spezifische Antikörper gegen „Bremsen" (sog. „Checkpoints"), welche im gesunden Menschen eine überschießende Reaktion des Immunsystems verhindern sollen, aber auch von Krebszellen genutzt werden, um sich der Kontrolle des Immunsystems zu entziehen. Die Checkpointinhibitoren wirken diesem Mechanismus entgegen, indem sie die Unterdrückung der Immunantwort abwenden und die Immunantwort gegen den Tumor verstärken. Eine Vielzahl von Studien untersucht aktuell den Einsatz der Immuntherapie in Kombination mit weiteren therapeutischen Ansätzen über alle Stadien des Prostatakarzinoms hinweg sowie nach unterschiedlichen Vortherapien und sogar im metastasierten hormonsensitiven Stadium. Die folgende Darstellung an Studien ist daher nur exemplarisch und hat keinen Anspruch auf Vollständigkeit.

In der KEYNOTE-199-Studie wurde der Einsatz des PD-1-Inhibitors Pembrolizumab bei Patienten mit mCRPC nach vorheriger Chemotherapie mit Docetaxel in einem Phase-II-Setting untersucht. Hier zeigte sich bezüglich des Biomarkerprofils, dass ein positiver PD-L1-Status bzw. eine höhere TMB („tumor mutational burden") mit einem besseren PSA-Ansprechen bzw. einem Trend zu einer besseren Ansprechrate assoziiert waren. In diesem Studienkollektiv wurden etwa 50 % der Patienten als PD-L1-positiv bewertet. Nur ein kleiner Anteil von Patienten erfüllte die Definition eines MSI-H-Status (hochgradige Mikrosatelliteninstabilität) (Antonarakis et al. 2020). Zusammengefasst zeigen die o. g. Biomarker interessante Signale, die für die Patientenselektion durchaus wichtig werden könnten.

Die Kohorte B der KEYNOTE-365-Studie zeigte Hinweise für einen möglichen Synergismus der Immuntherapie mit einer Chemotherapie. In dieser Phase-II-Studie wurde die Kombination von Pembrolizumab mit Docetaxel bei Patienten im mCRPC nach vorheriger Progression unter Abirateron oder Enzalutamid untersucht. Primäre Endpunkte waren das PSA- bzw. bildmorphologische Ansprechen. Insgesamt wurden 104 Patienten eingeschlossen, wovon 34 % ein PSA-Ansprechen und 23 % ein bildmorphologisches Ansprechen zeigten. Die Gruppen der PD-L1-positiven wie auch der PD-L1-negativen Tumoren zeigten vergleichbare Ansprechraten. Die Nebenwirkungsprofile werden als akzeptabel beschrieben, wobei insgesamt 44 % der Patienten therapieassoziierte Nebenwirkungen Grad 3–5 entwickelten (6,7 % nebenwirkungsbedingte Todesfälle). Insgesamt zeigen diese Daten ein interessantes Signal für einen möglichen kombinierten Einsatz von Checkpointinhibitoren und taxanbasierter Chemotherapie (Yu et al. 2022).

Die Ergebnisse größerer Phase-III-Studien, die den kombinierten Einsatz von Immuntherapie und bereits zugelassenen Therapeutika untersucht haben, sind bisher nicht umfassend publiziert, sodass hierzu keine abschließende Beurteilung erfolgen kann. Allerdings scheint auch der kombinierte Einsatz der Immuntherapie ohne vorherige Biomarkerselektion für den Moment nicht zielführend. Wichtige Beispiele, welche die Komplexität des Studiendesigns in diesem Kollektiv zeigen, sind die KEYLYNK-010-Studie (NCT03834519), die den Einsatz von Pembrolizumab in Kombination mit Olaparib bei genetisch bzw. biomarkerunselektionierten mCRPC-Patienten nach vorheriger taxanbasierter Chemotherapie im Vergleich zu Abirateron bzw. Enzalutamid (je nach Vortherapie) untersuchte. Diese Studie wurde laut Pressemeldung der studieninitiierenden Firma nach der Interimsanalyse aufgrund fehlender Effektivitätssignale frühzeitig geschlossen (▶ https://www.merck.com/news/merck-announces-keylynk-010-trial-evaluating-keytruda-pembrolizumab-in-combination-with-lynparza-olaparib-in-patients-with-metastatic-castration-resistant-prostate-cancer-to-stop-for-f/). Auch die KEYNOTE-921-Studie (NCT03834506), die Pembrolizumab in Kombination mit Docetaxel im Vergleich zu Placebo und Docetaxel in einem Phase-III-Setting bei Patienten mit mCRPC ohne vorherige Chemotherapie und nach Progress unter NHA untersuchte, konnte laut Pressemeldung der studieninitiierenden Firma die primären Endpunkte (Gesamtüberleben bzw. bildmorphologisch progressionsfreies Überleben) nicht erreichen (▶ https://www.merck.com/news/merck-provides-update-on-phase-3-keynote-921-trial-evaluating-keytruda-pembrolizumab-plus-chemotherapy-in-patients-with-metastatic-castration-resistant-prostate-cancer/).

Fazit
Aktuell lässt sich allerdings nicht klar abschätzen, ob es in der Zukunft zu einer Zulassung der Immuntherapie beim Prostatakarzinom kommen wird. Es wird abzuwarten sein, ob die laufenden Studien in den verschiedenen Stadien der Erkrankung bzw. in verschiedenen Kombinationen mit zugelassenen therapeutischen Agenzien bzw. nach verschiedenartiger Biomarkerselektion ein positives Signal zeigen werden. Auch die entsprechenden pathologischen Analysetechniken möglicher Biomarker werden immer differenzierter und komplexer sowie deren Einsatz immer häufiger werden (Netto et al. 2022). Auf der anderen Seite müssen Kliniker die pragmatische Nutzung genomischer Testungen immer wieder kritisch auf ihre Konsequenzen hinterfragen und versuchen, diese sinnvoll zum Beispiel bei Patienten im mCRPC und fortgeschrittener Erkrankung bzw. absehbarer Ausschöpfung der Leitlinie einzusetzen (Merseburger et al. 2021).

Weitere mögliche „targeted Therapien" bzw. neue Therapieansätze

Die COSMIC-021-Studie hat Atezolizumab, einen PD-L1-Inhibitor, mit Cabozantinib, einem Tyrosinkinaseinhibitor, u. a. bei Patienten mit mCRPC untersucht. Bei Tyrosinkinaseinhibitoren (TKIs) handelt es sich um eine Wirkstoffgruppe, die beispielsweise beim metastasierten Nierenzellkarzinom einen etablierten Therapiestandard darstellt. Tyrosinkinaseinhibitoren blockieren verschiedene Signalwege, die beispielsweise am Wachstum oder der Angiogenese beteiligt sind, und limitieren somit das Tumorwachstum. In der COSMIC-021-Studie wurde nun in der Kohorte 6 in einem Phase-Ib-Setting diese Kombination bei Patienten mit mCRPC untersucht und ein interessantes Signal mit einer Ansprechrate von 18 % detektiert, sodass die Kombination nun in einer Phase-III-Studie geprüft wird (Agarwal et al. 2022).

Ein weiterer Wirkstoff, der aktuell in verschiedenen Krankheitsstadien des Prostatakarzinoms in vergleichenden Studien untersucht wird, ist Abemaciclib, ein Hemmstoff der cyclinabhängigen Kinasen CDK4 bzw. CDK6. Diese Enzyme sind für die Deaktivierung des Retinoblastomproteins, eines Tumorsuppressors, verantwortlich und haben somit Einfluss auf den Zellzyklus. Durch die Hemmung wird die Zellproliferation verringert. Eingesetzt werden diese Wirkstoffe beispielsweise bereits in der Therapie des Mammakarzinoms (Guney Eskiler et al. 2022). Aufgrund eines möglichen Synergismus mit neuen hormonmanipulativen Ansätzen, wie den NHAs, werden perspektivisch mehrere Studien zur kombinierten Therapie in verschiedenen Stadien des Prostatakarzinoms folgen, wobei aktuell Ergebnisse noch ausstehend sind (Smith et al. 2022).

Der sogenannte „PTEN loss" beschreibt eine deletäre Mutation in einem Tumorsuppressorgen mit konsekutivem Funktionsverlust, der beim Prostatakarzinom in relevantem Maß auftritt und zur Karzinogenese bzw. zur Proliferation der Karzinomzellen durch Überaktivität des entsprechenden Signalweges beiträgt. PTEN steht im Englischen für „phosphatase and tensin homologue deleted on chromosome 10" und ist an der Regulation des PI3K-AKT-mTOR-Pathways, eines relevanten Steuermechanismus des Zellzyklus, beteiligt. Entsprechende Mutationen sind mit schlechterem Outcome sowie höheren Raten an Therapieresistenz assoziiert, können aber auch einen möglichen therapeutischen Ansatz darstellen (Choudhury 2022). Neben einem möglichen Einsatz von Everolimus (Templeton et al. 2013), wurde in den letzten Jahren eine neue Wirkstoffgruppe – die sog. AKT-Inhibitoren – in diesem Setting untersucht. Ein Beispiel ist der Kinasehemmer Ipatasertib, ein spezifischer Hemmer des PI3K/AKT-Signalweges, der in einer Phase-III-Studie bei Patienten mit mCRPC ein interessantes Signal generieren konnte. In dieser Studie wurden sowohl Patienten mit relevanter Mutation, im Sinne eines „PTEN loss", sowie Patienten ohne spezifische Mutationen evaluiert. Ipatasertib wurde in Kombination mit Abirateron untersucht. Knapp die Hälfte der Patienten (47 %) in der mCRPC-Situation ohne vorherige Therapie zeigte einen „PTEN loss". Ein statistisch signifikanter Unterschied bezüglich des progressionsfreien Überlebens konnte nur in der selektionierten Kohorte, jedoch nicht in der Intention-to-treat-Population nachgewiesen werden (16,5 Monate in der Placebo-Abirateron-Gruppe vs. 18,5 Monate in der Gruppe mit Studienmedikation bei selektionierten Patienten).

> Zusammengefasst stellt die Medikation also für die Patienten mit entsprechender Mutation, die mit einer schlechteren Prognose vergesellschaftet ist, durchaus eine mögliche therapeutische Option dar und zeigt eine relevante antitumoröse Aktivität in Kombination mit Abirateron (Sweeney et al. 2021).

Ausblick

Die Zukunft wird zeigen, welche Ansätze in den vergleichenden Studien einen Vorteil zeigen werden und zur Zulassung kommen. Außerdem wird in den nächsten Jahren zu diskutieren sein, zu welchem Zeitpunkt mögliche genetische Testungen zur weiteren Differenzierung und Anpassung der Therapie erfolgen werden. Die antihormonelle Therapie bzw. die neuen hormonmanipulativen Wirkstoffe werden dabei weiter einen Grundpfeiler der Therapie des metastasierten Prostatakarzinoms darstellen und auch in Studien mit neuen Substanzen kombiniert werden. So könnte ein relevanter Anteil an Patienten auch davon profitieren, die neuen und ggf. individuell angepassten Therapieregimes bereits in früheren Stadien zu erhalten. Biomarkeranalysen werden hier zunehmend eine wichtige Rolle spielen und verschiedene Analysetechniken (Immunhistochemie, Sequenzierung) sowie die Vortherapie und die Tumoraktivität (definiert z.B. anhand PSA-Wert, PSMA-PET CT oder zirkulierenden Tumorzellen bzw. anderen Liquid-Biopsy Analysen) könnten wirchtige Entscheidungshilfen sein. Aber auch die Kombinationen mit verschiedenen bereits zugelassenen Wirkstoffen werden bei der Therapieentscheidung möglicherweise mehr Bedeutung erhalten. Weitere spannende Ansätze aus anderen Tumorentitäten, die in Zukunft auch beim metastasierten Prostatakarzinom relevant werden könnten, sind beispielsweise die CAR-T-Zelltherapie, die gentechnisch veränderte T-Zellen mit synthetischen antigenspezifischen Rezeptoren einsetzt, oder auch bispezifische Antikörper (sogenannte „bispecific T-cell engager"; BiTEs), mit denen die T-Zell-vermittelte Immunantwort gegen die Tumorzellen gesteuert und moduliert werden kann (Deluce et al. 2022).

Literatur

Agarwal N et al (2022) Cabozantinib in combination with atezolizumab in patients with metastatic castration-resistant prostate cancer: results from an expansion cohort of a multicentre, open-label, phase 1b trial (COSMIC-021). Lancet Oncol 23(7):899–909

Agarwal, N et al (2023) Talazoparib plus enzalutamide in men with first-line metastatic castration-resistant prostate cancer (TALAPRO-2): a randomised, placebo-controlled, phase 3 trial. Lancet 402(10398): 291–303

Antonarakis ES et al (2020) Pembrolizumab for treatment-refractory metastatic castration-resistant prostate cancer: multicohort, open-label phase II KEYNOTE-199 Study. J Clin Oncol 38(5):395–405

Chi KN et al (2022) Phase 3 MAGNITUDE study: First results of niraparib (NIRA) with abiraterone acetate and prednisone (AAP) as first-line therapy in patients (pts) with metastatic castration-resistant prostate cancer (mCRPC) with and without homologous recombination repair (HRR) gene alterations. J Clin Oncol 40(6_suppl):12–12

Choudhury AD (2022) PTEN-PI3K pathway alterations in advanced prostate cancer and clinical implications. Prostate 82(Suppl 1):S60–S72

del Rivero J, Kohn EC (2017) PARP Inhibitors: the cornerstone of DNA repair-targeted therapies. Oncology (Williston Park) 31(4):265–273

Deluce JE et al (2022) Emerging biomarker-guided therapies in prostate cancer. Curr Oncol 29(7):5054–5076

Guney Eskiler G et al (2022) Mechanisms of abemaciclib, a CDK4/6 inhibitor, induced apoptotic cell death in prostate cancer cells in vitro. Transl Oncol 15(1):101243

Hoefflin R et al (2021) Transitioning the Molecular Tumor Board from Proof of Concept to Clinical Routine: A German Single-Center Analysis. Cancers (Basel) 13, 10.3390/cancers13051151

Hussain M et al (2020) Survival with olaparib in metastatic castration-resistant prostate cancer. N Engl J Med 383(24):2345–2357

Merck (2022a) Merck announces KEYLYNK-010 trial evaluating KEYTRUDA® (pembrolizumab) in combination with lynparza® (olaparib) in patients with metastatic castration-resistant prostate cancer to stop for futility. ▶ https://www.merck.com/news/merck-announces-keylynk-010-trial-evaluating-keytruda-pembrolizumab-in-combination-with-lynparza-olaparib-in-patients-with-metastatic-castration-resistant-prostate-cancer-to-stop-for-f/, Download 29.08.2022

Merck (2022b) Merck provides update on phase 3 KEYNOTE-921 trial evaluating Keytruda® (pembrolizumab) plus chemotherapy in patients with metastatic castration-resistant prostate cancer. ▶ https://www.merck.com/news/merck-provides-update-on-phase-3-keynote-921-trial-evaluating-keytruda-pembrolizumab-plus-chemotherapy-in-patients-with-metastatic-castration-resistant-prostate-cancer/. Download 29.08.2022

Merseburger AS et al (2021) Genomic testing in patients with metastatic castration-resistant prostate cancer: a pragmatic guide for clinicians. Eur Urol 79(4):519–529

Netto GJ et al (2022) The 2022 World Health Organization classification of tumors of the urinary system and male genital organs – part B: Prostate and urinary tract tumors. Eur Urol 82(5):469–482

Petrylak DP et al (2021) 579MO CheckMate 9KD cohort A2 final analysis: Nivolumab (NIVO) + rucaparib for chemotherapy (CT)-naïve metastatic castration-resistant prostate cancer (mCRPC). Ann Oncol 32:S629–S630

Saad F et al (2022) PROpel: phase III trial of olaparib (ola) and abiraterone (abi) versus placebo (pbo) and abi as first-line (1L) therapy for patients (pts) with metastatic castration-resistant prostate cancer (mCRPC). J Clin Oncol 40(6_suppl):11–11

Saad F et al (2023) Olaparib plus abiraterone versus placebo plus abiraterone in metastatic castration-resistant prostate cancer (PROpel): final prespecified overall survival results of a randomised, double-blind, phase 3 trial. Lancet Oncol

Smith MR et al (2022) CYCLONE 2: A phase 2/3, randomized, placebo-controlled study of abiraterone acetate plus prednisone with or without abemaciclib in patients with metastatic castration-resistant prostate cancer. J Clin Oncol 40(6_suppl):TPS198–TPS198

Sundararajan S, Ahmed A, Goodman OB (2011) The relevance of BRCA genetics to prostate cancer pathogenesis and treatment. Clin Adv Hematol Oncol 9(10):748–755

Sweeney C et al (2021) Ipatasertib plus abiraterone and prednisolone in metastatic castration-resistant prostate cancer (IPATential150): a multicentre, randomised, double-blind, phase 3 trial. Lancet 398(10295):131–142

Templeton AJ et al (2013) Phase 2 trial of single-agent everolimus in chemotherapy-naive patients with castration-resistant prostate cancer (SAKK 08/08). Eur Urol 64(1):150–158

Yu E et al (2021) 73P Association between homologous recombination repair mutations and response to pembrolizumab (pembro) plus olaparib (ola) in metastatic castration-resistant prostate cancer (mCRPC): KEYNOTE-365 Cohort A biomarker analysis. Ann Oncol 32:S387

Yu EY et al (2022) Pembrolizumab plus docetaxel and prednisone in patients with metastatic castration-resistant prostate cancer: long-term results from the phase 1b/2 KEYNOTE-365 Cohort B Study. Eur Urol 82(1):22–30

Moderne Aspekte der Osteoprotektion – Rationale und derzeitiger Status

Jozefina Casuscelli

Inhaltsverzeichnis

Der Begriff Osteoporose und häufigste Ursachen – 110

Der iatrogene Knochensubstanzverlust beim Mann – 110

Empfehlungen und Hilfsmittel zum Assessment – 111

Förderung der Knochengesundheit bei CTIBL – 112

Erhöhtes CTIBL-Risiko durch neue Behandlungsstrategien – 112

Vorbeugung der SRE beim mCRPC – 114

Vorbeugung der SRE beim mHSPC – 114

Risiken und Management der Nebenwirkungen der osteoprotektiven Substanzen – 115

Zusammenfassung – 116

Literatur – 116

© Der/die Autor(en), exklusiv lizenziert an Springer-Verlag GmbH, DE, ein Teil von Springer Nature 2023
A. S. Merseburger und M. C. Roesch (Hrsg.), *Metastasiertes Prostatakarzinom*,
https://doi.org/10.1007/978-3-662-67297-6_11

Der Begriff Osteoporose und häufigste Ursachen

Als Osteoporose bezeichnet man eine häufig auftretende Veränderung des Skelettsystems, die durch eine gestörte Remodellierung der Knochensubstanz und eine dadurch bedingte pathologische Mikroarchitektur der Knochen gekennzeichnet ist. Die daraus resultierende verminderte Knochendichte führt im Verlauf zu einer gesteigerten Frakturgefährdung.

Die häufigste Ursache für die Osteoporose ist das Altern. Während die Knochenmasse bis zum frühen Erwachsenenalter zunimmt, kommt es bei beiden Geschlechtern im Laufe der weiteren Lebensjahre zu einem kontinuierlichen Knochenschwund. Der stärkste Knochenschwund entwickelt sich nach dem 65. Lebensjahr und wird eventuell als manifeste primäre Osteoporose oder senile Osteoporose bezeichnet.

Diesem Rückgang der Knochenmasse liegt ein Missverhältnis zwischen Osteogenese durch Osteoblasten und Osteolyse durch Osteoklasten zugrunde; dabei wird mehr Knochensubstanz durch die Osteoklasten abgebaut, als durch die Osteoblasten neu gebildet werden kann. Dieses Gleichgewicht wird bestimmt durch parakrine Faktoren, insbesondere den Osteoprotegerin-RANK-Liganden-Quotienten, die durch endokrine Faktoren wie Östrogene, Kortikosteroide und Iodothyronine gesteuert werden.

Männer entwickeln seltener eine Osteoporose als Frauen, und zwar aus zwei Gründen: Männer bauen mehr Knochenmasse in der Pubertät auf und verlieren weniger Knochensubstanz im Alter. Letzteres beruht auch auf der Tatsache, dass Männer nicht dem menopausenbedingten plötzlichen Östrogenmangel ausgesetzt sind. Im Knochengewebe sind mehr Östrogen- als Testosteronrezeptoren vorhanden, somit wird der antiresorptive Effekt auch beim Mann durch Östradiol wesentlich beeinflusst. Folglich konnte ein der Menopause der Frau entsprechendes Syndrom mit Verlust der Knochendichte analog zum sinkenden Serumtestosteron beim Mann bisher nicht schlüssig nachgewiesen werden. Durch einen chemisch oder chirurgisch induzierten Testosteronmangel wird in der Klinik ein Knochenschwund bei Männern deutlicher und manifest.

Als weitere Risikofaktoren für einen Abbau der Knochenmasse gelten Therapien mit Glukokortikoiden, diverse Formen von Endokrinopathien wie hyperthyreote Zustände, Mangelernährung und Malabsorption, aber auch Rauchen, Alkoholkonsum, Übergewicht und Untergewicht sowie Immobilität.

Der iatrogene Knochensubstanzverlust beim Mann

Der im Alter abnehmende Testosteronspiegel fördert die Ausbildung der Osteoporose zusätzlich zum natürlichen Knochenschwund im Alter. Eine chirurgische Kastration oder Androgendeprivationstherapie (ADT) beim Prostatakarzinom mit einem nachfolgenden chronischen Testosteronmangel erhöht mit der Zeit das Osteoporoserisiko mit Frakturgefährdung. In mehreren Studien wurde die Osteoporose bei Männern mit Prostatakarzinom untersucht. Eine retrospektive SEER-Datenbankanalyse zeigte, dass die Rate osteoporotischer Frakturen unter ADT bei 19,4 % lag, im Vergleich zu 12,6 % ohne therapeutischen Hormonentzug (Shahinian et al. 2005). Unter einer ADT wird bei Patienten mit hormonsensitivem Prostatakarzinom (HSPC) ein Knochendichteverlust von 1,8–6,5 % am Schenkelhals und von 2–8 % an der Wirbelsäule bereits im 1. Jahr der Behandlung geschätzt (Smith et al. 2006).

Zu diesem iatrogen induzierten Knochenschwund („cancer treatment induced bone loss", CTIBL) kommt im Verlauf der Erkrankung hinzu, dass bei 9 von 10 Patienten mit Prostatakarzinom Knochenmetastasen vorliegen (Bubendorf et al. 2000). Knochenmetastasen können lebensbedrohliche Folgen haben. Diese Folgen werden allgemein als „skeletal related events" (SRE) bezeichnet. Die Prävention von SRE hat seit Jahren einen relevanten Stellenwert in der Behandlung des metastasierten kastrationsresistenten Prostatakarzinoms (mCRPC).

Die Prävention der CTIBL, insbesondere bei nicht-metastasierten Patienten unter ADT, ist dagegen unterrepräsentiert und wird in der Praxis unterschätzt. Eine Online-Umfrage von Urologen in Deutschland hat ergeben, dass weniger als die Hälfte (42 %) der befragten Urologen vor Initiierung einer ADT das Osteoporoserisiko anamnestisch einschätzen. Ebenfalls nur 42 % empfehlen konservative Maßnahmen zur Reduktion des Osteoporoserisikos. Lediglich 18,5 % veranlassen regelhaft eine DXA-Knochendichtemessung (Hupe et al. 2022).

Empfehlungen und Hilfsmittel zum Assessment

Sowohl die S3-Leitlinie (Leitlinienprogramm Onkologie; Deutsche Krebsgesellschaft 2019) als auch die ESMO-Leitlinie (Santini et al. 2020) empfehlen einfache Vorgehensweisen zum ersten Assessment des Osteoporoserisikos bei Patienten unter einer endokrinen Therapie (◘ Abb. 1). Eine ausführliche Anamnese mit klinischer Untersuchung gehört zur Basisdiagnostik dazu und führt eventuell zur Indikation von weiteren Untersuchungen wie einer DXA-Knochendichtemessung, die den T-Score ermitteln lässt. Der T-Score gibt an, wie stark die gemessene Knochendichte von der Knochendichte junger, gesunder Erwachsener abweicht. Zudem kann auch der online verfügbare Risikorechner World-Health-Organisation-Fracture-Risk-Assessment-Tool (FRAX®-Score) hilfreich sein: Dieser erlaubt anhand von ausgewählten klinischen

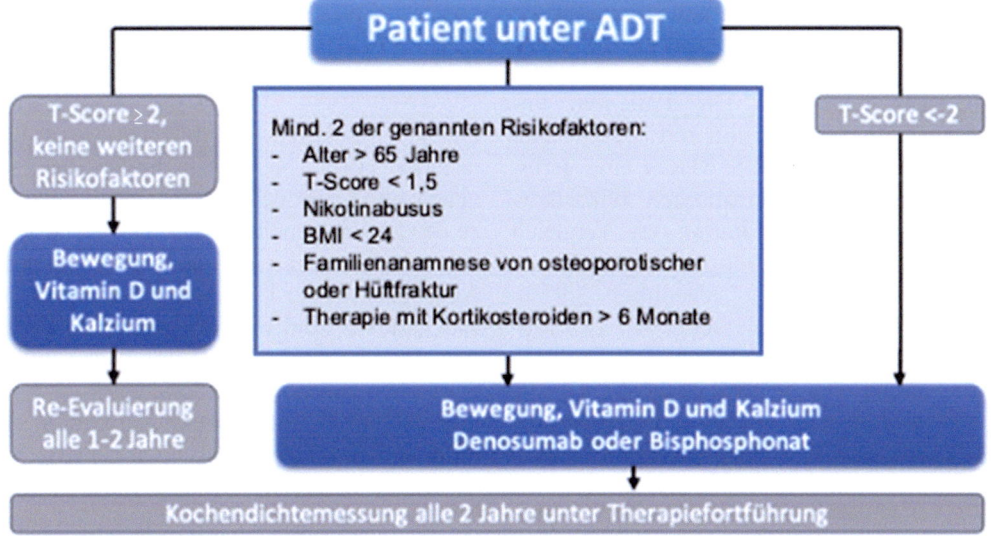

◘ Abb. 1 Management von Knochengesundheit unter endokriner Tumortherapie und zur Prävention der CTIBL, adaptiert nach dem Behandlungsalgorithmus der ESMO-Leitlinien (Coleman et al. 2020)

Parametern, das prozentuale 10-Jahres-Risiko einer osteoporotischen Fraktur abzuschätzen (Sheffield). Dabei werden die endokrinen Antitumortherapien als Risikofaktoren nicht abgefragt.

Förderung der Knochengesundheit bei CTIBL

Vordergründig sollten Patienten vor Beginn einer Langzeit-ADT Risikofaktoren, wenn möglich, reduzieren und eine regelmäßige Mobilisierung pflegen. Ferner sollte auf eine ausreichende Zufuhr von Kalzium mit der Ernährung geachtet werden. Es sollte eine Zufuhr von 1000 mg Kalzium (schließt alimentäre Kalziumaufnahme ein) und 800–1000 IE Vitamin D_3 täglich empfohlen werden.

Bei erhöhtem Frakturrisiko und/oder einem auffälligen T-Score als Ergebnis der DXA-Knochendichtemessung kann eine medikamentöse Osteoporoseprophylaxe erforderlich sein. Bereits im Jahr 2009 wurde die HALT-Studie publiziert (Smith et al. 2009), bei der die Patienten mit nicht-metastasiertem HSPC eingeschlossen wurden, die ein erhöhtes Frakturrisiko durch Langzeit-ADT aufwiesen. Die Patienten unter einer Osteoprotektion mit Denusomab 60 mg s.c. alle 6 Monate weisen eine geringere Rate an osteoporotischen Wirbelkörperfrakturen nach 3 Jahren im Vergleich zur Gruppe ohne Osteoprotektion (Placebogruppe) auf (1,5 % gegenüber 3,9 %). HALT führte zur Zulassung von Denosumab (Handelsname in diesem Fall Prolia®) zum Schutze eines CTIBL durch ADT.

Denosumab ist ein monoklonaler Antikörper gegen RANKL („receptor activator of NF-kappa-ligand") und hemmt (in)direkt die Osteoklasten und damit die Knochenresorption durch Imitierung der Effekte von Osteoprotegerin (Todenhöfer et al. 2011; de Groot et al. 2018). Neben Denosumab wirken auch Bisphosphonate osteoprotektiv durch Induktion der Apoptose von Osteoklasten mittels Endozytose (Santini et al. 2020).

Intravenöse (z. B. Zoledronsäure 4 mg alle 6 Monate) oder orale Bisphosphonate (Alendronat 10 mg tgl., Risedronat 35 mg wöchentlich) können in „osteoporotischer Dosierung" entsprechend den britischen Osteoporose-Leitlinien der National Osteoporosis Guideline Group empfohlen werden mit dem Zweck der Osteoprotektion bei Männern mit einem hormonsensitiven Prostatakarzinom unter ADT. Anders als bei Denosumab findet aber diese Indikation keine explizite Erwägung im Zulassungstext der Bisphosphonate.

Zusammenfassend gibt es keine eindeutigen Leitlinien zur medikamentösen Prävention von CTIBL. Mit dem Beginn der ADT kann neben den konservativen Maßnahmen eine Osteoprotektion in „osteoporotischer Dosierung" empfohlen werden. Zusätzlich sollte zur Erhärtung der Indikation noch eine Risikoeinschätzung mittels Knochendichtemessung oder z. B. FRAX-Risikorechner erfolgen.

Erhöhtes CTIBL-Risiko durch neue Behandlungsstrategien

Die neuen Behandlungsstrategien des metastasierten HSPC beinhalten die Zugabe von neuen antihormonellen Substanzen (NHA) zu der konventionellen ADT. Die NHA verstärken durch intrinsische Hemmung der Androgensynthese (Abirateron) oder durch Blockade der Androgenrezeptoren (Apalutamid, Darolutamid, Enzalutamid) den therapeutischen Effekt der medikamentösen Kastration. Diese intensivierte Kastration erhöht signifikant das Risiko von CTIBL mit der Folge osteoporotischer Frakturen, wie in den Zulassungsstudien zu diesen Substanzen auch verdeutlicht wurde (Hussain et al. 2018; Smith et al. 2018). Zudem führt die Ko-Medikation mit Glukokortikoiden, wie im Falle der Behandlung mit Abirateron, zu einer Verstärkung des Osteoporoserisikos.

Trotz dieser Entwicklung in der Therapie wird die Osteoprotektion im mHSPC, insbesondere wenn keine Knochenmetastasen vorliegen, weiterhin unzureichend propagiert und angewendet. Eine entsprechende medikamentöse Empfehlung wird bei mHSPC, trotz vorhandener Zulassung der „osteoporotischen Dosierungen" von Denosumab s.c. oder intravenöser bzw. oraler Bisphosphonate, in den deutschen S3-Leitlinien nicht erwähnt (◘ Abb. 2).

Anders sieht die osteoprotektive Therapie in „onkologischer Dosierung" beim metastasierten kastrationsresistenten Prostatakarzinom (mCRPC) aus. Hier werden Zoledronsäure oder Denosumab (in diesem Fall lautet der Handelsname XGEVA®) entsprechend den Zulassungsstudien (Saad et al. 2002; Fizazi et al. 2011) respektive alle 4 Wochen 4 mg intravenös oder alle 4 Wochen 120 mg subkutan regelmäßig verabreicht.

Die Knochengesundheit von Prostatakarzinompatienten rückte kurzzeitig stark in den Fokus, als 2018 die Interimsanalyse der ERA 223-Studie ergab (Smith et al. 2019), dass der gleichzeitige Einsatz von Radium-223 und Abirateron (mit Prednison/Prednisolon) zu einer erhöhten Fraktur- und Sterberate führte (29 % gegenüber 11 % unter der mCRPC-Therapie mit ADT und Abirateron/Prednison). Bei dieser Dreifachtherapie wird ein radioaktives Kalziumimitat in Bereiche mit gesteigertem Knochenumsatz eingebaut, was eine weitere Eskalation der CITBL darstellt. Verdeutlicht wurde der Effekt dadurch, dass die Frakturrate in beiden Behandlungsgruppen deutlich geringer ausfiel, wenn die Patienten beim Studieneintritt eine Osteoprotektion durchführten (15 % vs. 7 %). Interessanterweise ergab die genaue Analyse der gemeldeten Frakturen, dass diese in beiden Gruppen insbesondere an Stellen ohne Metastasennachweis erfolgten und somit CITBL-assoziierte Frakturen darstellen und nicht klassische SRE.

Die Bedeutung der Osteoprotektiva beeinflusste auch die nachfolgende Phase-III-Studie EORTC1333/PEACE-III, bei der das NHA Enzalutamid mit Radium-223 im Vergleich zur Monotherapie mit Enzalutamid untersuchte wurde. Die Ko-Medikation mit Denosumab oder Zoledronsäure wurde im Verlauf der Studie obligat und reduzierte relevant das Frakturrisiko in bei-

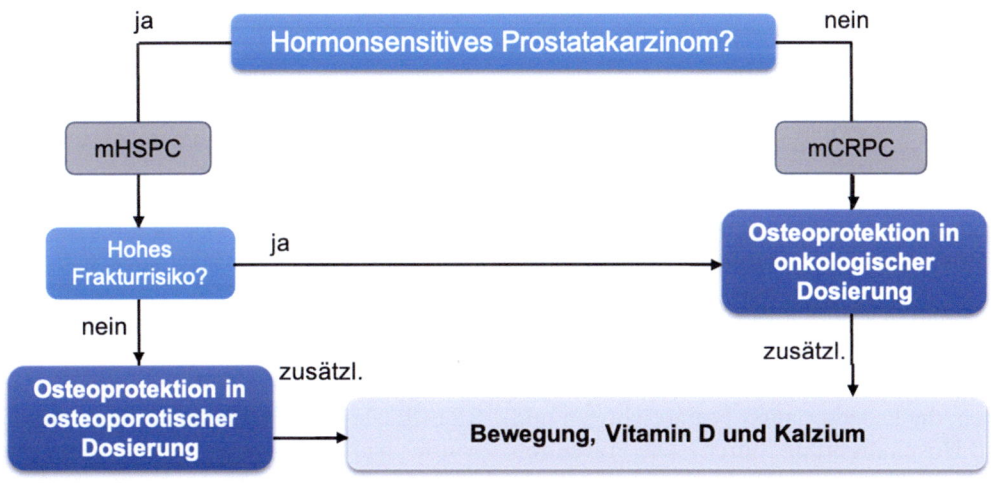

◘ Abb. 2 Entscheidungspfad für das ossär metastasierte Prostatakarzinom (mHSPC = metastasiertes hormonsensitives Prostatakarzinom, mCRPC = metastasiertes kastrationsresistentes Prostatakarzinom)

den Gruppen nach 18 Monaten (von 45,9 % vs. 21,9 % der Patienten in der Gruppe Ra-223 + Enzalutamid vs. Enzalutamid auf 4,3 % vs. und 2,6 %). Die kumulative Inzidenz der Frakturen steigt durch die Kombination der neuen Therapeutika Radium-223 und NHA, durch den Einsatz der Osteoprotektiva sinkt das Frakturrisiko relevant.

Die neuen Behandlungsstrategien erfordern ein Umdenken im Einsatz der osteoprotektiven Substanzen, nicht nur, um potenzielle SRE zu vermeiden, sondern auch, um das Risiko von CTIBL-assoziierten Frakturen zu minimieren.

Vorbeugung der SRE beim mCRPC

Klassischerweise entwickeln sich beim fortgeschrittenen Prostatakarzinom Knochenmetastasen mit dem spezifischen osteoblastischen Erscheinungsbild. Radiologisch imponieren osteoblastische Metastasen durch eine vermehrten Strahlenabsorption, was zur Ausbildung der charakteristischen Sklerosierung führt. Diese sklerosierten Areale bestehen aus instabiler Knochensubstanz und können bei Wachstum potenziell zu Schmerzen, pathologischen Frakturen und Lähmungen durch Nervenkompression oder Hyperkalzämie führen. Dennoch ist die Frakturrate bei Prostatakarzinom geringer als bei Tumoren mit typischerweise osteoklastischen Knochenmetastasen.

Diese Komplikationen im mCRPC sowie die daraus resultierenden Interventionen (palliative Knochenbestrahlung, operative Frakturversorgung, Querschnittsymptomatik) wurden in Studien als SRE („skeletal related events") bezeichnet. Symptomatische SRE werden in erster Linie durch Schmerzen klinisch manifest und können den Leidensdruck erheblich erhöhen, die Lebensqualität beeinträchtigen und zu Hospitalisierung führen. Die Prävention der SRE bei mCRPC ist mit der Anwendung osteoprotektiver Substanzen etabliert. In der bereits erwähnten Online-Befragung deutscher Urologen gaben 69 % der Befragten an, regelhaft nach Nutzen-Risiko-Abwägung Osteoprotektiva beim mCRPC einzusetzen (Hupe et al. 2022). Diese Empfehlung ist in den S3-Leitlinien verankert.

Die empfohlene „onkologische Dosierung" entspricht 4 mg Zoledronsäure intravenös oder 120 mg Denosumab s.c., jeweils alle 4 Wochen nach Prüfung entsprechender Kontraindikationen.

Die Zulassungsstudien für Zoledronsäure und Denosumab (Saad et al. 2002; Fizazi et al. 2011) wurden vor dem Einsatz der heutzutage gängigen NHA Abirateron oder Enzalutamid, die sowohl einen Überlebensvorteil als auch eine Reduktion des Risikos von SRE bewiesen haben, durchgeführt. In der Zulassungsstudie reduzierte die Ko-Medikation mit 4 mg Zoledronsäure bei Patienten mit einem mCRPC die Rate an SRE (vs. Placebo) um 11 % und verlängerte das SRE-freie Überleben (Saad et al. 2002). Im direkten Vergleich zur Zoledronsäure führte Denosumab zu einer weiteren Verlängerung des SRE-freien Überlebens beim ossär mCRPC um 3,6 Monate (median 20,7 Monate mit Denosumab vs. 17,1 Monate mit Zoledronsäure).

Vorbeugung der SRE beim mHSPC

Im Gegensatz zu den Vorteilen beim mCRPC erzielte der frühe Einsatz der Osteoprotektion mit Zoledronsäure im mHSPC keinen Vorteil bei der Verzögerung der SRE bei Patienten mit Knochenmetastasen. Die prospektiv randomisierte CALGB-Studie untersuchte die sofortige Gabe von 4 mg Zoledronsäure i. v. alle 4 Wochen vs. Placebo (Smith et al. 2014). Bei einem Progress zum mCRPC wurden alle Patienten „open-label" mit Zoledronsäure zur SRE-Prävention behandelt. Die Studie wurde frühzeitig abgebrochen, denn die mediane Zeit bis zum Auftreten von SRE in der behandelten Gruppe war statistisch nicht relevant länger im Vergleich zur Placebogruppe (31,9 Monaten vs. 29,8 Monate, p = 0,39). Dafür traten mehr Komplikationen, wie Kieferosteonekrosen Grad 3, in der Verumgruppe auf (3,2 % vs. 1,9 %).

Zoledronsäure wurde im Rahmen der CALGB-Studie im mHSPC in der „onkologischen Dosierung" getestet, in einer Zeit, in der die neuen Behandlungsoptionen mit den NHAs noch nicht Standard der Kombination mit der konventionellen ADT waren. Denosumab wurde nicht mit der Frage nach Prävention von SRE im mHSPC in der „onkologischen Dosierung" untersucht.

Dies erklärt die Zurückhaltung der Leitlinien und der Behandler in Hinblick auf die Osteoprotektion in den frühen Phasen der Erkrankung, trotz der Zulassungen beider Substanzen auch im Falle eines ossär metastasierten hormonsensitiven Prostatakarzinoms. Es fehlen entsprechende Studien, und es überwiegt die Sorge um die gefährlichen Nebenwirkungen der osteoprotektiven Therapie. Eine Möglichkeit ist auch hier, die Osteoprotektion zunächst in „osteoporotischer Dosierung" anzuwenden. Die Entscheidung erfolgt nach einer Nutzen-Risiko-Abwägung (Verhinderung SRE = Nutzen; Nebenwirkungen = Risiko). Bei einem erhöhten Risiko für SRE kann individuell unter Berücksichtigung der möglichen Nebenwirkungen die Osteoprotektion auf die „onkologische Dosis" gesteigert werden. Im Fall eines Progresses zum ossär mCRPC wird eine Osteoprotektion in „onkologischer Dosierung" unabhängig von einer bestehenden Knochensymptomatik von den Leitlinien eindeutig empfohlen (◘ Abb. 2).

Risiken und Management der Nebenwirkungen der osteoprotektiven Substanzen

Die Zurückhaltung bei der Verordnung der osteoprotektiven Substanzen ist den potenziellen Nebenwirkungen in der „onkologischen Dosierung" geschuldet. Die häufigsten sind Kieferosteonekrose, Nierenschädigung und Hypokalzämie.

Die Pathophysiologie der Kieferosteonekrose ist nicht geklärt, das Auftreten, meist als höhergradige Komplikation, wird wegen der starken Beeinträchtigung sehr gefürchtet (Katz et al. 2011). Es gibt unterschiedliche Definitionen der Kiefernekrose durch antiresorptive Substanzen: Klinisch manifestiert sich die Komplikation mit Schmerzen, intraoralen Fisteln, mandibulären Frakturen oder Kieferschwellungen (Mollica et al. 2022).

Während die Kieferosteonekrose bei 5 % der mit Denosumab behandelten Patienten mit mCRPC beobachtet wurde (Smith et al. 2012), gibt es unterschiedliche Angaben für das Auftreten im Zusammenhang mit Zoledronsäure (1,8–3,2 %) (Kamba et al. 2017; Smith et al. 2014).

Die Prävention der Kieferosteonekrose beinhaltet eine zahnärztliche Kontrolle und Sanierung vor Beginn der antiresorptiven Therapie sowie eine gute Unterweisung und Motivation der Patienten zur überdurchschnittlichen Mundhygiene unter der Therapie.

Das Auftreten der Nierenschädigung ist nicht eindeutig pathophysiologisch geklärt, wird aber vermutlich durch die Ablagerung von Bisphosphonatkomplexen in den Glomeruli verursacht und durch die kumulative Toxizität gefördert (Chang et al. 2003). Um Nierenschäden vorzubeugen, sollte die Nierenfunktion regelmäßig überprüft werden und die Dosis der Zoledronsäure reduziert werden, wenn die Kreatinin-Clearance eingeschränkt ist (CrCl zwischen 30–60 ml/min). Im Fall einer schwerwiegende Niereninsuffizienz sind Bisphosphonate kontraindiziert.

Die Hypokalzämie wird definiert über einen Serumkalziumspiegel von <8,8 mg/dl (<2,1 mmol/l) bei normwertigen Plasmaeiweißkonzentrationen. Hypokalzämie ist eine typische Folge der intravenösen Bisphosphonattherapie und wird durch starke Hemmung der osteoklastenvermittelte

Knochenresorption verursacht. Der Serumkalziumspiegel und der Phosphatspiegel sinken, konsekutiv steigt der Spiegel des Parathormons (Tanvetyanon und Stiff 2006).

Die Hypokalzämie kann entweder asymptomatisch verlaufen oder aber Muskelkrämpfe, Parästhesien, Stimmungsschwankungen, Blutdruckabfall und Fatigue verursachen. Eine schwerwiegende Hypokalzämie kann zu Laryngospasmus, Epilepsie, Arrhythmien oder Lethargie führen (Tanvetyanon und Stiff 2006). Eine adäquate orale Substitution von Vitamin D und Kalzium ist zur Vorbeugung der Hypokalzämie unabdingbar.

Eine Strategie zur Reduktion von potenziellen Nebenwirkungen ist die Verlängerung der Intervalle der Applikation der antiresorptiven Substanzen. Es gibt Hinweise, dass eine Verabreichung alle 12 Wochen genauso effektiv zur Vermeidung von SRE ist wie das 4-Wochen-Schema, führt aber zu tendenziell zu weniger Kiefernekrosen und schwerwiegenden Nephrotoxizitäten (Himelstein et al. 2017; Clemons et al. 2021). Das verstärkt die Strategie einer 12-wöchentlichen osteoprotektiven Therapie für Prostatakarzinompatienten mit ossärer Metastasierung.

Ferner ist auch die empfohlene Dauer der antiresorptiven Therapie mit Zoledronsäure und Denosumab nicht geklärt. In den Studien wurden die Patienten in der Regel 24 Monate lang behandelt. Das Auftreten der Nebenwirkungen entwickelte sich, je länger die Patienten mit den Substanzen behandelt wurden, und unterstreicht die kumulative Toxizität. Die ungeklärte Dauer der Therapie stellt ein Problem dar, zumal wir mit den neuen Therapiestrategien eine Verlängerung des Überlebens der Patienten mit metastasiertem Prostatakarzinom und folglich eine Verlängerung der Therapie erwarten.

Zusammenfassung

Die Knochengesundheit sollte einen hohen Stellenwert in der Behandlung von Patienten mit Prostatakarzinom einnehmen, denn viele Faktoren führen bei dieser Erkrankung zu einer ausgeprägten Knochenfragilität. Hierzu gehören die altersbedingte Abnahme der Knochenmasse, die negativen Effekte der ADT sowie der neuen Therapiestandards beim mHSPC und mCRPC auf die Knochenstabilität und die bevorzugte Lokalisation von Metastasen eben in den Knochen. Die Folgen sind CTIBL und SRE, die die Lebensqualität der betroffenen Patienten reduzieren und die Lebenserwartung einschränken, insbesondere wenn die skelettalen Komplikationen auftreten.

Die Therapie des Knochenschwundes beruht auf einer individualisierten Risikobewertung und sollte neben präventiven Maßnahmen, wie Kalziumzufuhr und Bewegung, osteoprotektive Substanzen zu Beginn der ADT, spätestens aber bei Auftreten von Knochenmetastasen, beinhalten. Dabei soll bei der Dosierung von Denosumab oder Bisphosphonaten auf die korrekte Indikation geachtet werden (CTIBL- oder SRE-Prävention) und eine Nutzen-Risiko-Abwägung erfolgen, eventuell auch mit verlängerten Intervallen in der Verabreichung der Substanzen, um das Risiko von potenziellen Nebenwirkungen zu reduzieren.

Literatur

„AMGEN. Fachinformation XGEVA ® 120mg Injektionslösung."
„Novartis Pharma. Fachinformation Zometa ® 4 mg/5 ml."
Bubendorf L, Schöpfer A, Wagner U, Sauter G, Moch H, Willi N, Gasser TC, Mihatsch MJ (2000) Metastatic patterns of prostate cancer: an autopsy study of 1,589 patients. Hum Pathol 31(5):578–583
Chang JT, Green L, Beitz J (2003) Renal failure with the use of zoledronic acid. N Engl J Med 349(17):1676–1679; discussion 1676–1679
Clemons M, Ong M, Stober C, Ernst S, Booth C, Canil C, Mates M, Robinson A, Blanchette P, Joy AA, Hilton J, Aseyev O, Pond G, Jeong A, Hutton B, Mazzarello S, Vandermeer L, Kushnir I, Fergusson D (2021) A randomised trial of 4- versus 12-weekly administration of bone-targeted agents in patients with bone metastases from breast or castration-resistant prostate cancer. Eur J Cancer 142:132–140

Coleman R, Hadji P, Body JJ, Santini D, Chow E, Terpos E, Oudard S, Bruland Ø, Flamen P, Kurth A, Van Poznak C, Aapro M, Jordan K (2020) Bone health in cancer: ESMO clinical practice guidelines. Ann Oncol 31(12):1650–1663

de Groot AF, Appelman-Dijkstra NM, van der Burg SH, Kroep JR (2018) The anti-tumor effect of RANKL inhibition in malignant solid tumors – a systematic review. Cancer Treat Rev 62:18–28

Fizazi K, Carducci M, Smith M, Damião R, Brown J, Karsh L, Milecki P, Shore N, Rader M, Wang H, Jiang Q, Tadros S, Dansey R, Goessl C (2011) Denosumab versus zoledronic acid for treatment of bone metastases in men with castration-resistant prostate cancer: a randomised, double-blind study. Lancet 377(9768):813–822

Himelstein AL, Foster JC, Khatcheressian JL, Roberts JD, Seisler DK, Novotny PJ, Qin R, Go RS, Grubbs SS, O'Connor T, Velasco MR Jr, Weckstein D, O'Mara A, Loprinzi CL, Shapiro CL (2017) Effect of longer-interval vs standard dosing of zoledronic acid on skeletal events in patients with bone metastases: a randomized clinical trial. JAMA 317(1):48–58

Hupe MC, Müller M, Struck JP, Wießmeyer JR, Ozimek T, Steuber T, Gschwend J, Hammerer P, Kramer MW, Merseburger AS (2022) Osteoprotection in the management of metastatic prostate cancer: real-world data from Germany and decision guidance. Aktuelle Urol 53(1):43–53

Hussain M, Fizazi K, Saad F, Rathenborg P, Shore N, Ferreira U, Ivashchenko P, Demirhan E, Modelska K, Phung D, Krivoshik A, Sternberg CN (2018) Enzalutamide in men with nonmetastatic, castration-resistant prostate cancer. N Engl J Med 378(26):2465–2474

Kamba T, Kamoto T, Maruo S, Kikuchi T, Shimizu Y, Namiki S, Fujimoto K, Kawanishi H, Sato F, Narita S, Satoh T, Saito H, Sugimoto M, Teishima J, Masumori N, Egawa S, Sakai H, Okada Y, Terachi T, Ogawa O (2017) A phase III multicenter, randomized, controlled study of combined androgen blockade with versus without zoledronic acid in prostate cancer patients with metastatic bone disease: results of the ZAPCA trial. Int J Clin Oncol 22(1):166–173

Katz J, Gong Y, Salmasinia D, Hou W, Burkley B, Ferreira P, Casanova O, Langaee TY, Moreb JS (2011) Genetic polymorphisms and other risk factors associated with bisphosphonate induced osteonecrosis of the jaw. Int J Oral Maxillofac Surg 40(6):605–611

Leitlinienprogramm Onkologie (Deutsche Krebsgesellschaft, AWMF) (2019) S3-Leitlinie Prostatakarzinom, Langversion 5.1. AWMF Registernummer: 043/022OL

Mollica V, Nuvola G, Tassinari E, Nigro MC, Marchetti A, Rosellini M, Rizzo A, Errani C, Massari F (2022) Bone targeting agents in patients with prostate cancer: general toxicities and osteonecrosis of the jaw. Curr Oncol 29(3):1709–1722

Saad F, Gleason DM, Murray R, Tchekmedyian S, Venner P, Lacombe L, Chin JL, Vinholes JJ, Goas JA, Chen B (2002) A randomized, placebo-controlled trial of zoledronic acid in patients with hormone-refractory metastatic prostate carcinoma. J Natl Cancer Inst 94(19):1458–1468

Santini D, Berruti A, Di Maio M, Procopio G, Bracarda S, Ibrahim T, Bertoldo F (2020) Bone health management in the continuum of prostate cancer disease: a review of the evidence with an expert panel opinion. ESMO Open 5(2):e000652

Shahinian VB, Kuo YF, Freeman JL, Goodwin JS (2005) Risk of fracture after androgen deprivation for prostate cancer. N Engl J Med 352(2):154–164

Sheffield, U. o. „FRAX® Fracture Risk Assessment Tool."

Smith M, Parker C, Saad F, Miller K, Tombal B, Ng QS, Boegemann M, Matveev V, Piulats JM, Zucca LE, Karyakin O, Kimura G, Matsubara N, Nahas WC, Nolè F, Rosenbaum E, Heidenreich A, Kakehi Y, Zhang A, Krissel H, Teufel M, Shen J, Wagner V, Higano C (2019) Addition of radium-223 to abiraterone acetate and prednisone or prednisolone in patients with castration-resistant prostate cancer and bone metastases (ERA 223): a randomised, double-blind, placebo-controlled, phase 3 trial. Lancet Oncol 20(3):408–419

Smith MR, Boyce SP, Moyneur E, Duh MS, Raut MK, Brandman J (2006) Risk of clinical fractures after gonadotropin-releasing hormone agonist therapy for prostate cancer. J Urol 175(1):136–139; discussion 139

Smith MR, Egerdie B, Hernández Toriz N, Feldman R, Tammela TL, Saad F, Heracek J, Szwedowski M, Ke C, Kupic A, Leder BZ, Goessl C (2009) Denosumab in men receiving androgen-deprivation therapy for prostate cancer. N Engl J Med 361(8):745–755

Smith MR, Halabi S, Ryan CJ, Hussain A, Vogelzang N, Stadler W, Hauke RJ, Monk JP, Saylor P, Bhoopalam N, Saad F, Sanford B, Kelly WK, Morris M, Small EJ (2014) Randomized controlled trial of early zoledronic acid in men with castration-sensitive prostate cancer and bone metastases: results of CALGB 90202 (alliance). J Clin Oncol 32(11):1143–1150

Smith MR, Saad F, Chowdhury S, Oudard S, Hadaschik BA, Graff JN, Olmos D, Mainwaring PN, Lee JY, Uemura H, Lopez-Gitlitz A, Trudel GC, Espina BM, Shu Y, Park YC, Rackoff WR, Yu MK, Small EJ (2018) Apalutamide treatment and metastasis-free survival in prostate cancer. N Engl J Med 378(15):1408–1418

Smith MR, Saad F, Coleman R, Shore N, Fizazi K, Tombal B, Miller K, Sieber P, Karsh L, Damião R, Tammela TL, Egerdie B, Van Poppel H, Chin J, Morote J, Gómez-Veiga F, Borkowski T, Ye Z, Kupic A, Dansey R, Goessl C (2012) Denosumab and bone-metastasis-free survival in men with castration-resistant prostate cancer: results of a phase 3, randomised, placebo-controlled trial. Lancet 379(9810):39–46

Tanvetyanon T, Stiff PJ (2006) Management of the adverse effects associated with intravenous bisphosphonates. Ann Oncol 17(6):897–907

Todenhöfer T, Schwentner C, Schilling D, Gakis G, Stenzl A (2011) Treatment of metastatic bone disease and treatment-induced osteoporosis in prostate cancer. Evolution of osteoprotective strategies. Urologe A 50(9):1055–1063

Supportivtherapie und Komplikationsmanagement

Désirée Louise Dräger und Oliver Hakenberg

Inhaltsverzeichnis

Medikamentenassoziierte Nebenwirkungen – 120

Prophylaxe und Therapie der Knochenmarkinsuffizienz sowie Blutzellersatz – 121

Prophylaxe und Therapie bei Neutropenie – 123

Haut- und Schleimhautveränderungen – 125

Chemotherapieassoziierte Neurotoxizität – 126

Paravasate – 126

Besonderheiten der Androgendeprivationstherapie – 127

Begleitmaßnahmen im Rahmen der Systemtherapie – 127

Ernährung – 130

Psychoonkologische Besonderheiten – 131

Rehabilitation – 133

Palliativmedizinische Aspekte – 133

Fazit – 133

Literatur – 133

© Der/die Autor(en), exklusiv lizenziert an Springer-Verlag GmbH, DE, ein Teil von Springer Nature 2023
A. S. Merseburger und M. C. Roesch (Hrsg.), *Metastasiertes Prostatakarzinom*,
https://doi.org/10.1007/978-3-662-67297-6_12

„Supportivtherapie in der Uroonkologie ist nicht alles – aber ohne Supportivtherapie ist alles nichts." (mod. nach Zitat aus Journal Onkologie 2021)

Medikamentenassoziierte Nebenwirkungen

Prophylaxe und Therapie von Übelkeit und Erbrechen

Übelkeit und Erbrechen (CINV) sind von Patienten gefürchtete Nebenwirkungen einer Chemotherapie. Mittlerweile stehen verschiedene Antiemetika zur Verfügung, die diese unerwünschten Symptome verhindern oder erheblich lindern können. Diese können allein oder auch in Kombination verordnet werden. Durch eine gute antiemetische Prophylaxe kann das Erbrechen nach einer hoch emetogenen Tumortherapie bei ca. 70–80 % der Patienten verhindert werden. Die Kontrolle der Übelkeit bleibt weiterhin eine Herausforderung.

Basierend auf dem zeitlichen Verlauf werden bei CINV 3 Entitäten unterschieden. Die akute CINV tritt definitionsgemäß innerhalb der ersten 24 h, die verzögerte CINV 1–5 Tage nach Therapiebeginn auf. Die verzögerte Phase der CINV wird oft ungenügend erkannt. Die dritte Entität umfasst das „erlernte" Erbrechen: Antizipatorisches CINV ist Folge einer Konditionierung nach einer negativen Erfahrung einer vorangegangenen Tumortherapie. Von Durchbrucherbrechen und refraktärem Erbrechen spricht man, wenn trotz korrekt ausgebauter antiemetischer Prophylaxe immer noch eine CINV auftritt (MASCC-Guideline 2021).

▶ Das Wichtigste ist die Prophylaxe.

Trotz leitliniengerechter Therapie tritt bei ca. 20–30 % der Patienten Übelkeit und Erbrechen während der Chemotherapie auf. Dominierender Risikofaktor für das Auftreten ist die Tumortherapie selbst. Zusätzlich wird durch patientenspezifische Risikofaktoren das Emesisrisiko erhöht (Warr 2014). Für die Klassifikation des intrinsischen Risikos der eingesetzten Substanzen hat sich eine Kategorisierung in 4 Risikostufen durchgesetzt. Diese beschreibt die Wahrscheinlichkeit des Auftretens von Erbrechen ohne antiemetische Prophylaxe (Grunberg et al. 2011). Die im Rahmen des Prostatakarzinoms verwendeten Medikamente gehören in die Gruppen „gering (10–30 %) und minimal emetogen (<10 %)", sodass die patientenindividuellen Risikofaktoren (Alter, reduzierte Lebensqualität, Vorerfahrungen, Alkohol) überwiegen und generell keine Routineprophylaxe erforderlich ist (S3-Leitlinie Supportivtherapie, Leitlinienprogramm Onkologie 2020; MASCC-Guideline 2021).

▶ Risikoadaptierter Einsatz von Antiemetika: Entscheidend für das Antiemesisregime ist das emetogene Potenzial der eingesetzten Substanz unter Berücksichtigung des individuellen Risikoprofils des Patienten. Nur durch eine prophylaktische Antiemetikagabe ist sowohl die akute als auch die – oft unterschätzte – Phase des verzögerten Erbrechens vermeidbar. Vorsicht bei anhaltender Übelkeit und Erbrechen trotz prophylaktischer Antiemese: Differenzialdiagnostische Erwägung anderer Ursachen!

Zu den wirksamsten Medikamenten gehören 5-HT3-Rezeptor-Antagonisten, NK1-Rezeptor-Antagonisten und Kortikosteroide. 5-HT3-Rezeptor-Antagonisten sind hoch wirksam in der Prophylaxe der akuten CINV, NK1-Rezeptor-Antagonisten und Kortikosteroide in der Prophylaxe der verzögerten CINV. Eine Aufklärung der Patienten vor Behandlungsbeginn über das emetogene Potenzial der eingesetzten Substanz ist ein wichtiger Bestandteil in der Primärprophylaxe.

Antiemetische Substanzklassen zur Prophylaxe und Therapie der CINV

Supportivtherapie und Komplikationsmanagement

Substanzklasse	Wirkort	Wirksamkeit akute Emesis	Wirksamkeit verzögerte Emesis	Substanzbeispiele
5-HT3-Antagonisten	5-HT3-Rezeptor	++	+	Ondansetron Granisetron Palonosetron
Neurokinin-1-Anatagonisten	Neurokinin-1-Rezeptor	+	++	Aprepitant Fosaprepitant Neputipant
Steroide	Multiple	+(+)	+(+)	Dexametason
Benazamide	Dopamin-D2-Rezeptoren	(+)	(+)	Metoclopramid
Neuroleptika	Dopamin-D2-Rezeptoren	(+)	(+)	Haloperidol Olanzapin
Benzodiazepine	GABA-Chlorid-Kanal	(+)	(+)	Lorazepam Diazepam
Antihistamine	Muscarin-Cholin-Rezeptor	−	−	Diphenhydramin

Ingwer – er besitzt eine desinfizierende Wirkung gegen Bakterien und Viren, wirkt durchblutungsfördernd, hemmt Erbrechen und Übelkeit, steigert die Produktion von Gallensaft und regt allgemein die Verdauung an. Aber in Kombination mit Neurokinin-1-Anatgonisten ist die antiemetische Wirkung deutlich eingeschränkt.

Prophylaxe und Therapie der Knochenmarkinsuffizienz sowie Blutzellersatz

Patienten mit einem Prostatakarzinom leiden häufig unter einer Anämie, die klinische Symptome hervorrufen kann. Als Ursache kommen sowohl die Tumorerkrankung selbst als auch die Chemotherapie oder die Radiotherapie/Radiochemotherapie in Frage. Die Beschwerden sind vielfältig und umfassen z. B. folgende Symptome:
- Müdigkeit,
- Fatigue,
- verminderte muskuläre und kognitive Leistungsfähigkeit,
- Konzentrationsschwäche,
- Schwächegefühl,
- Depression,
- Kopfschmerzen,
- Schwindel,
- Ohrensausen,
- Herzrasen,
- Belastungsdyspnoe,
- Tachykardie,
- Orthostasesyndrom,
- Synkopen.

Auch im Rahmen einer Tumortherapie sollte an weitere Differenzialdiagnosen gedacht werden.

❯ Tumor und Therapie – beide können Anämie auslösen.

Die Entwicklung der Anämie hängt im Wesentlichen vom Stadium des Prostatamalignoms sowie von Art und Intensität der Therapie ab. So kann die Anämie auf Blutverlust oder auf direkten Knochenmarkinfiltraten beruhen. Als Ursache diskutiert wird auch eine Störung der Erythrozytenproduktion durch eine Steigerung der Aktivität von proinflammatorischen Zytokinen wie Interferon-gamma, Tumornekrosefaktor-alpha und Interleukin-1. Folge dieser erhöhten Aktivität ist, dass weniger endogenes Erythropoietin gebildet wird, die Eisenutilisation gestört und die Produktion von erythroiden Progenitorzellen herabgesetzt ist. Außerdem kann die Überlebenszeit der Erythrozyten durch bestimmte Substanzen, die von den Tumorzellen sowie vom Immun- und inflammatorischen System produziert werden, verkürzt sein.

Eine Anämietherapie ist bei klinischen Beschwerden indiziert. Der erniedrigte Hb-Wert allein reicht zur Indikationsstellung nicht aus. Grundsätzlich orientiert sich die Therapie an der jeweiligen Ätiologie der Anämie (Ludwig et al. 2013). Demzufolge sollte zunächst die Anämieursache eruiert und behandelt werden. Bei symptomatischen Patienten mit hochgradiger Anämie (Hkt < 24–21 % respektive Hb-Wert < 7–8 g/dl [4,35–4,97 mmol/l]) sollten Erythrozytenkonzentrate (EKs) transfundiert werden. Zudem stehen für die antianämische Behandlung die Erythropoese stimulierende Substanzen (ESA) zur Verfügung (BÄK 2020).

Bei der Anämietherapie ist ein potenzieller Eisenmangel als Ursache der Anämie zu berücksichtigen, der insbesondere bei Tumorpatienten oft vorkommt. Eine orale Eisengabe ist dabei wenig zielführend, da bei Krebspatienten häufig eine subklinische oder gar klinisch fassbare inflammatorische Situation zur Aktivierung der Produktion von Akut-Phase-Proteinen und damit auch von Hepcidin führt, das in der Folge die Eisenabsorption im Duodenum und die Freisetzung von Eisen aus den Eisenspeichern erheblich beeinträchtigt (funktioneller Eisenmangel). Diese Blockade kann therapeutisch vor allem durch die Gabe intravenösen Eisens durchbrochen werden (Ludwig et al. 2015).

> Laut den Leitlinien der European Society of Medical Oncology (ESMO) hat die Anämie nicht nur einen negativen Effekt auf die Lebensqualität, sondern ist auch ein wichtiger Faktor bei der tumorbedingten Fatigue und gilt bei den meisten Krebserkrankungen als negativer prognostischer Faktor für das Gesamtüberleben (Aapro et al. 2018; Schrijvers et al. 2010).

Für die individuelle Therapiewahl bei der Behandlung der tumor- bzw. tumortherapieassoziierten Anämie spielt die Diskussion über die Sicherheit von ESA und Transfusionen eine zentrale Rolle. Beide führen zu einer Zunahme von thromboembolischen Ereignissen. Diskutiert wurden in der Vergangenheit eine erhöhte Sterblichkeit und das Risiko für eine Tumorprogression unter einer Anämietherapie mit ESA bei Tumorpatienten, wenn deren Hb-Werte auf >12 g/dl (7,45 mmol/l) angehoben wurden. Die Daten zu diesen Nebenwirkungen waren insgesamt jedoch inkonsistent (S3-Leitlinie Supportivtherapie, Leitlinienprogramm Onkologie 2020).

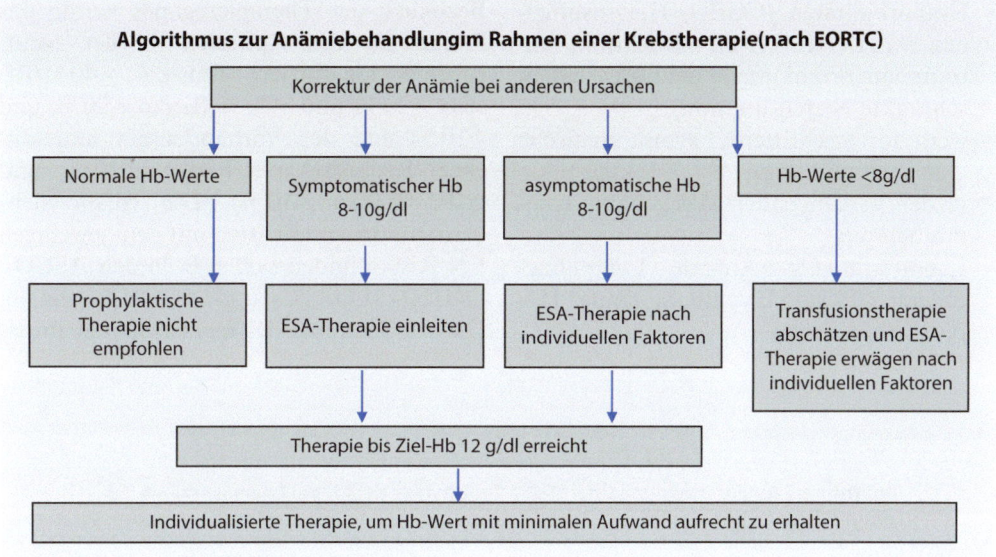

Prophylaxe und Therapie bei Neutropenie

Die febrile Neutropenie (FN) und die mit Neutropenie assoziierten Infektionen sind ein bedeutsamer Faktor für Morbidität, Mortalität und verlängerte Krankenhausaufenthalte nach zytotoxischer Therapie. Chemotherapieassoziierte Neutropenien bedeuten auch Dosisreduktion und Zyklusverschiebungen mit konsekutiver Reduktion der relativen Dosisintensität und damit verbundener verringerter Überlebensrate.

Der Begriff Neutropenie beschreibt den Mangel an neutrophilen Granulozyten, die Erkrankung ist eine der häufigsten Nebenwirkungen nach Chemotherapie. Das auftretende Fieber bei Neutropenie ist wiederum eine der häufigsten Ursachen für (prinzipiell vermeidbare) stationäre Krankenhausaufenthalte ambulant chemotherapierter Krebspatienten. Bei Chemotherapie weisen die Patienten häufig zwischen dem 7. und 12. Tag nach der Therapie den tiefsten Wert der Leukozyten bzw. neutrophilen Granulozyten auf. In dieser Zeit sind Blutbild- und klinische Kontrollen notwendig.

Die prophylaktische Gabe von Granulozyten-Kolonie-stimulierenden Faktoren (G-CSF) richtet sich nach dem Risiko, eine febrile Neutropenie entsprechend den individuellen Risikofaktoren und der verwendeten zytotoxischen Therapie zu entwickeln (S3-Leitlinie Supportivtherapie, Leitlinienprogramm Onkologie 2020). Patientenindividuelle Risikofaktoren sollten vor dem Start jedes Chemotherapiezyklus zur Abschätzung des Gesamtrisikos der febrilen Neutropenie evaluiert werden.

Risikofaktoren für eine febrile Neutropenie

Folgende Faktoren, insbesondere wenn sie in Kombination vorkommen, stellen wahrscheinlich eine Risikoerhöhung für eine febrile Neutropenie (FN) dar:
- Alter >65 Jahre,
- niedriger Performancestatus (niedriger Karnofsky Index, hoher ECOG),

- Komorbiditäten (COPD, Herzinsuffizienz NYHA III–IV, HIV-Infektion, Autoimmunerkrankung, deutlich eingeschränkte Nierenfunktion),
- weit fortgeschrittene, symptomatische Tumorerkrankung,
- in der Vergangenheit stattgehabte Chemotherapie,
- Laborparameter (Anämie, Lymphozytopenie <700/µl, Hypalbuminämie, Hyperbilirubinämie).

Bezüglich der Therapieregimes wurde das Risiko für das Auftreten febriler Neutropenie klassifiziert (Risiko ≥40 %/Risiko ≥20 % und <40 %/Risiko <20 % und ≥10 % und das Vorhandensein individueller Risikofaktoren, Risiko <20 % und ≥10 %/Risiko <10 %). Die entsprechenden Tumortherapielisten mit dem jeweiligen FN-Risiko finden sich z. B. in den ASCO-, DGHO-, EORTC- und NCCN-Leitlinien. Die zur Therapie des metastasierten Prost-

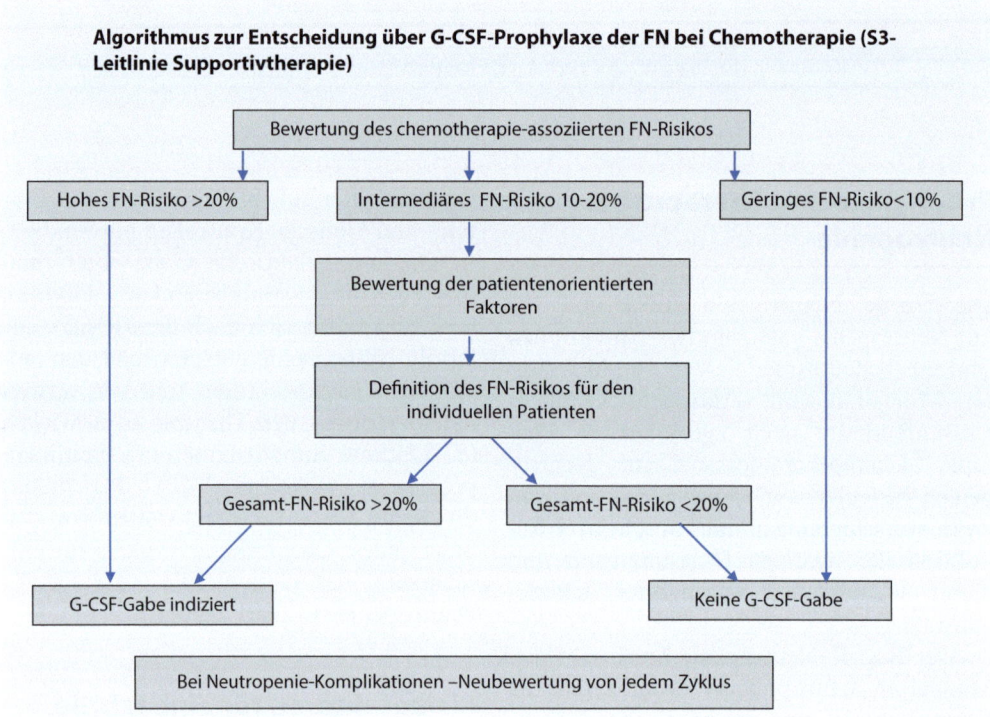

atakarzinoms verwendeten Substanzen haben ein Risiko <20 %.

Bei ca. 30 % der Patienten treten als Nebenwirkung der G-CSF-Gabe Knochenschmerzen als Ausdruck der Knochenmarkstimulation auf.

Haut- und Schleimhautveränderungen

Nagelveränderungen

Die Therapie mit Taxanen (Docetaxel und Cabazitaxel) wird häufig zur Behandlung von metastasierten Prostatakarzinomen eingesetzt. Oft treten Nagelschäden auf. Beobachtet werden im günstigsten Fall Pigmentierungsstörungen, Splitterblutungen und Beau-Reil-Querfurchen. Aber auch Paronychie, Onycholyse sowie subunguale Hämatome bzw. hämorrhagische Abszesse können unter Taxanen auftreten. Diese können Schmerzen, Infektionen, Dosisreduzierungen und dadurch Verzögerungen bei der Behandlung zur Folge haben, welche sich negativ auf die Lebensqualität auswirken können. Eine Vorbehandlung mit Kortikosteroiden scheint das nicht verhindern zu können. Bis dato sind keine pharmakologischen Interventionen zur Prävention von diesen Läsionen bekannt.

> Durch Kälteapplikationen können diese Nebenwirkungen reduziert werden. Das Prinzip basiert darauf, dass kälteinduzierte Vasokonstriktion lokale zytotoxische Wirkungen begrenzt. Dadurch wird verhindert, dass die chemotherapeutische Substanz durch das Blut auf das spezifische Gewebe übertragen und somit die lokale Toxizität reduziert wird (Scotte et al. 2005, 2008).

Der Effekt kann durch tägliche Nagel- und Hautpflege unterstützt werden (S3-Leitlinie Supportivtherapie, Leitlinienprogramm Onkologie 2020).

Alopezie

Die Haarwurzeln sind sich schnell teilende Zellen, die durch eine Chemotherapie vorübergehend geschädigt werden können. Nicht jede Chemotherapie verursacht jedoch Haarausfall. Der Einsatz von Kühlkappen während der Taxanapplikation kann die Alopezie eindämmen. Durch die Kälte wird die Kopfhaut während der Infusion schlechter durchblutet, und die Gefäße verengen sich, sodass eine geringere Dosis des Medikaments in die Haarwurzeln gelangen kann. Trotzdem wird das Haar etwas ausgedünnt, der Haarausfall als solcher kann jedoch aufgehalten werden (Marks et al. 2018). In der Regel setzt der Haarwuchs 2–4 Wochen nach der letzten Chemotherapieanwendung wieder ein. Nach 6 Wochen ist oft schon viel neues Haar vorhanden.

Chemotherapieassoziierte Mukositis und Osteonekrose

Das klinische Bild der oralen Mukositis ist vielschichtig und reicht von einfachen, lokalisierten Schleimhautirritationen bis hin zu schwersten Ulzera der gesamten oralen Mukosa. Das klinische Bild beinhaltet Irritationen, Erytheme, Inflammationen, Ulzera, Blutungen, Xerostomie und Geschmacksstörungen. Zusätzlich beklagen die Patienten starke Schmerzen und Parästhesien. Es kommt im Verlauf häufig zu Superinfektionen (Bakterien, Viren, Pilze), Kau- und Schluckbeschwerden, Einschränkungen in der Flüssigkeits- und Nahrungsaufnahme, Dehydrierung, Sprachproblemen, einer möglichen Behinderung der weiteren Tumortherapie und einer generellen Beeinträchtigung der Lebensqualität.

> Die basale Mundpflege mit regelmäßigen Mundspülungen und klinischen Untersuchungen des Mundraumes sowie vorbeugenden sanierenden Maßnahmen durch den Zahnarzt bleiben die wichtigsten Maßnahmen (S3-Leitlinie Supportivtherapie, Leitlinienprogramm Onkologie 2020).

Die zahnärztliche Vorstellung und Sanierung ist obligat vor der Gabe von Bisphosphonaten oder RANKL („receptor activator of nuclear factor-kappa B ligand")-Antikörper im Rahmen einer osteoprotektiven Therapie.

Chemotherapieassoziierte Neurotoxizität

Taxane bewirken vorwiegend sensorische oder sensomotorische längenabhängige Neuropathien (CIN). Als Mechanismus wird eine hyperstabilisierende Wirkung an axonalen Mikrotubuli angenommen. Dadurch kann das Zytoskelett in den Axonen nicht flexibel reorganisiert werden, was den axonalen Transport behindert und damit zu einer axonalen Neuropathie führt. Bei Docetaxel sind die Symptome ausgeprägter als bei Paclitaxel, generell aber sind die Symptome selten stark ausgeprägt. Im Vordergrund stehen Parästhesien und dysästhetische Schmerzen in Füßen und Händen, Schwäche tritt fast nie auf. Der Achillessehnenreflex kann fehlen, proximale Reflexe sind meist erhalten. Meist remittieren die Symptome einige Wochen nach Beendigung der Therapie. Bei Taxanen ist auch eine schmerzhafte proximale Myalgie der unteren Extremitäten beschrieben (Lipton et al. 1989).

> Die wirksamsten Maßnahmen zur Prävention sind die klinische Beobachtung und genaue Beachtung der kumulativen Dosen. Ziel sollte es sein, klinische Symptome wie Gefühlsstörungen, Unsicherheit, Missempfindungen u. a. möglichst frühzeitig zu identifizieren. Die onkologische Therapie wird dann je nach Ausprägung der CIN modifiziert werden können.

Zahlreiche symptomatische Therapien (z. B. NSAID, Opioide, Antidepressiva, Neuroleptika), vorwiegend gegen neuropathische Schmerzsyndrome, sind möglich und sollten bei Notwendigkeit eingesetzt werden. Maßnahmen der Rehabilitation, insbesondere bei ausgeprägten Sensibilitätsstörungen und Störungen der Koordination, sind notwendig. Die CIN gewinnt zunehmende Bedeutung und ist aufgrund der bisher schlechten Therapiemöglichkeiten möglichst zu vermeiden (S3-Leitlinie Supportivtherapie, Leitlinienprogramm Onkologie 2020).

Paravasate

Paravasate von Tumortherapeutika sind zum Teil sehr schwerwiegende, aber häufig vermeidbare iatrogene Komplikationen. Für wenige Substanzen liegen im Fall eines Paravasates Antidote vor.

Die Punktion eines geeigneten Gefäßes (gelenkfern, keine Mehrfachpunktion) sowie die Lagekontrolle durch Aspiration und Spülung, eine sichere, aber sichtbare Fixierung des Gefäßzugangs und die Aufklärung des Patienten über Symptome eines Paravasats tragen wesentlich zu dessen Prävention bei.

Nach ihrem Schadpotenzial lassen sich Zytostatika für die intravenöse Anwendung in unterschiedliche Schädigungstypen einteilen:
- nicht gewebeschädigende Substanzen,
- gewebereizende Substanzen (Irritanzien): lokale Schmerzen und Brennen an der Einstichstelle bis hin zu einer Phlebitis,
- gewebenekrotisierende Substanzen (Vesikanzien): Reizung bis zu Ulkus- und

Nekrosenbildung; hierzu gehören auch die Taxane.

Bei Austritt von Taxanen können innerhalb von Stunden Blasen entstehen. Diese sollten mittels einer Spritze abpunktiert werden. Ferner kann die Behandlung mit Hyaluronidase hilfreich sein. Eine Thermotherapie ist nicht erforderlich.

▶ Die genaue Anleitung zum Vorgehen bei Paravasaten hat, neben den notwendigen Materialen und Antidoten, als Paravasate-Notfallset in jeder onkologischen Therapieeinheit vorzuliegen (S3-Leitlinie Supportivtherapie, Leitlinienprogramm Onkologie 2020).

Besonderheiten der Androgendeprivationstherapie

Seit Jahrzehnten gilt die Hormonentzugstherapie (ADT) als Therapiestandard für das fortgeschrittene oder metastasierte Prostatakarzinom. Ungeachtet des Therapieerfolgs bei bis zu 90 % der Patienten kommt es im Mittel nach 2–3 Jahren zu einer Tumorprogression trotz Testosteronabsenkung in den Kastrationsbereich unter der laufenden Therapie. Der Grund liegt in einer Mutation und Amplifikation am Androgenrezeptor. ADT ist mit einer Reihe von Nebenwirkungen assoziiert, die die Lebensqualität der Patienten deutlich beeinflussen können.

Nebenwirkungen einer ADT
- Gewichtsverlust
- Zunahme des Körperfettgehalts
- Verlust an Muskulatur
- Libidoverlust
- erektile Dysfunktion
- Osteoporose
- Gynäkomastie
- Fatigue
- Depression
- kardiovaskuläre und Veränderungen
- metabolische Veränderungen

Besonderheiten der oralen Tumortherapeutika

Substanz	Nebenwirkungen
Enzalutamid	Kopfschmerzen, Hitzewallungen, Halluzinationen, kognitive Störungen, Hypertonie, Xerodermie, Pruritus, Leukopenie, Muskelschmerzen/-krämpfe, Übelkeit/Erbrechen, Fatigue
Abirateron	Hypokaliämie, Hypertonie, Diarrhoe, Anstieg der Leberwerte, Ödeme, Harnwegsinfektion, Sepsis, Hypertriglyzeridämie
Olaparib	Inappetenz, Kopfschmerzen, Schwindel, Übelkeit/Erbrechen, Blutbildveränderungen, Diarrhoe, Fatigue, Nierenversagen
Apalutamid	Exanthem, Frakturen, Gelenkschmerzen, Fatigue, Gewichtsverlust, Sturzneigung, Pruritus, Hyothyreose, Hypertriglyzidämie
Darolumatid	Fatigue, Herzinsuffizienz, Exanthem, Myalgien

Aktuell werden immer mehr orale Therapeutika zur Behandlung des metastasierten Prostatakarzinoms zugelassen. Hierbei zu beachten sind die Zulassungskriterien und die Komorbiditäten des Patienten, um zu entscheiden, welche Substanz zum Einsatz kommt.

Begleitmaßnahmen im Rahmen der Systemtherapie

Schmerztherapie

Knochenmetastasen gehören zu den schwerwiegendsten Komplikationen bei Patienten mit fortgeschrittenem Prostatakarz-

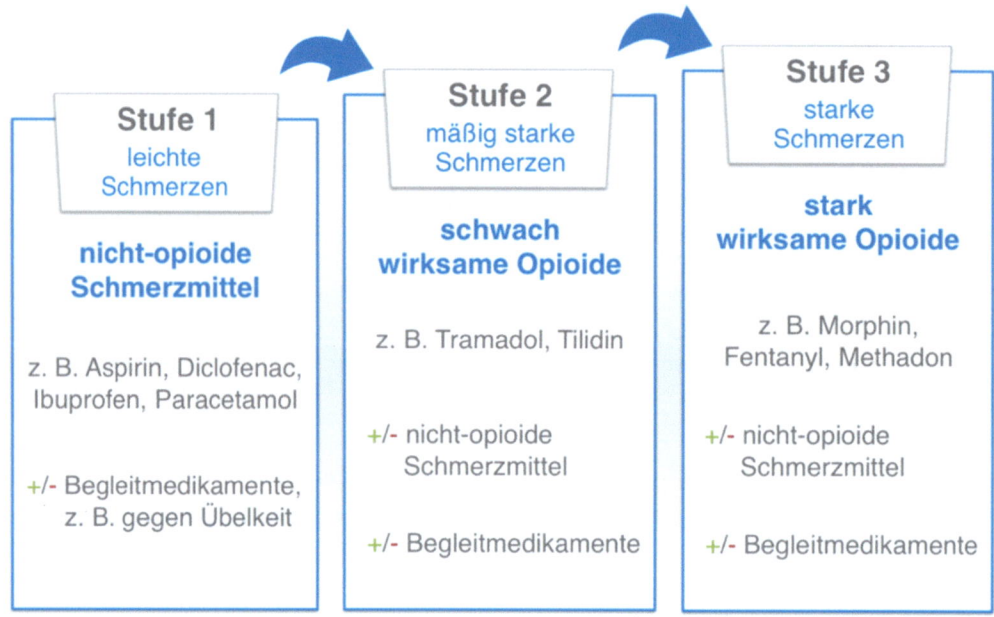

◘ **Abb. 1** WHO-Schema der Schmerztherapie bei Krebs

inom. Die meisten Betroffenen leiden unter starken Schmerzen, was die Lebensqualität deutlich verringert (Dräger et al. 2017). Jeder 9. Patient mit einem hormonrefraktären Prostatakarzinom ist betroffen (Goh et al. 2007).

> Ein Großteil der Patienten leidet unter unerträglichen Schmerzen (80 %), die oft mit Angst- und Stresszuständen assoziiert sind.

Bei fast allen Krebspatienten kann durch eine medikamentöse Therapie der Schmerz auf ein erträgliches Maß reduziert werden. Die medikamentöse Schmerzbehandlung wird in der Regel nach den Empfehlungen der Weltgesundheitsorganisation (World Health Organization, WHO, ◘ Abb. 1) durchgeführt und folgt im Wesentlichen 4 Grundprinzipien:
— orale Medikamenteneinnahme,
— fester Zeitplan,
— nach Stufenschema,
— individualisiert.

> Die optimale Schmerztherapie ist multimodal zu konzipieren (◘ Abb. 2) (S3-Leitlinie Palliativmedizin, Leitlinienprogramm Onkologie 2020).

Sport

Während und nach der uroonkologischen Behandlung spüren viele Patienten eine deutliche Einschränkung der körperlichen Leistungsfähigkeit. Dieses Problem ist auf verschiedene Faktoren zurückzuführen: Die anatomischen und funktionellen Veränderungen als Folge der Tumorerkrankung und ihrer Therapie beeinträchtigen die Sauerstoffversorgung der Muskelzellen. Häufige Nebenwirkungen der Chemo- und Strahlentherapie – wie Anämie, Myopathie infolge der Immunsuppression und der Therapie mit Glukokortikoiden, Einschränkung der linksventrikulären Funktion bedingt durch die Kardiotoxizität der Chemotherapie und Verlust an Lungenvolumen durch raumfordernde Prozesse, Er-

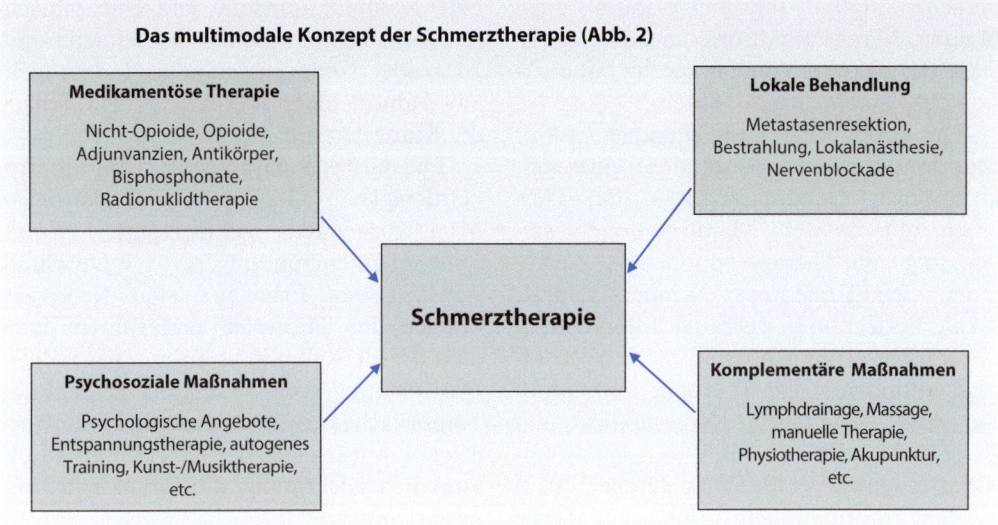

Abb. 2 Multimodales Konzept der Schmerztherapie bei Krebserkrankungen. (Nach S3-Leitlinie Palliativmedizin, Leitlinienprogramm Onkologie 2020)

güsse oder Resektionen – resultieren in einer Einschränkung des Sauerstoffangebots für die Muskelzellen und bewirken eine deutliche Reduktion der maximalen Sauerstoffaufnahme Die Patienten spüren diese Defizite nicht nur bei anstrengenden Aktivitäten. Aufgrund der Unfähigkeit, Energie über den aeroben Stoffwechsel bereitzustellen, ist auch für die Durchführung der normalen alltäglichen Aktivitäten eine übermäßige Anstrengung notwendig. Untersuchungen zu Sportmaßnahmen belegen den positiven Effekt differenzierter Ausdauer- und Krafttrainingsprogramme bei verschiedenen Krebsentitäten auf Leistungsfähigkeit, psychischen Zustand und Lebensqualität onkologischer Patienten. Bewegungsprogramme können die körperliche Fitness, die muskuläre Kraft, das Fatiguesyndrom und die Lebensqualität günstig beeinflussen. Diese Effekte sind derzeit vor allem bei Brustkrebs, Prostatakrebs und hämatoonkologischen Erkrankungen zu beobachten. Die Befunde haben zu einem wachsenden Interesse an den Möglichkeiten der körperlichen Aktivität als supportive Maßnahme während der onkologischen Therapie und in der Rehabilitation von Patienten mit neoplastischen Erkrankungen geführt (Bennett et al. 2016).

> Die reduzierte Belastbarkeit und die rasche Erschöpfung verursachen bei vielen Patienten eine starke psychische Belastung, die sich häufig in Form von Unsicherheit und einer bedrückten Stimmung manifestiert.

Osteoprotektion

Osteoporose und Osteopenie sind schwerwiegende Langzeitnebenwirkungen antineoplastischer Therapien. Im Rahmen einer metastasierten Prostatakarzinomerkrankung ist die Androgendeprivationstherapie das Mittel der Wahl. In Kombination mit einer Chemotherapie und Kortikosteroiden potenzieren sich die Effekte. Es ist aber keineswegs nur die Therapie des Prostatakrebs, die zu einer Osteoporose führen kann. Auch die Tumorerkrankung selbst kann Ursache sein. Sowohl reduzierte körperliche Aktivität, Immobilisation als auch Nausea, Mangelernährung und direkte Effekte des Tumors können zu einer Reduktion der Knochenmasse führen.

Die Prophylaxe und Therapie ossärer Manifestationen ist Bestandteil eines onkologischen Gesamtkonzeptes. Bei Patienten mit ossären Manifestationen stehen folgende Therapieoptionen zu Verfügung: medikamentöse Schmerztherapie, lokale Bestrahlung, operative Intervention, systemische Tumortherapie (z. B. Zytostatika, antihormonelle Therapie, immunmodulierende Therapie), Radionuklide und Bisphosphonate bzw. RANK-Ligand-Antikörper (Jakob et al. 2020; Dräger 2022) [weitere Informationen s. Kap. „Moderne Aspekte der Osteoprotektion – Rationale und derzeitiger Status"].

> Komplikationen im Bereich des Knochenskelettes sind häufige, für den Patienten äußerst belastende Ereignisse, die entweder direkt durch die Tumorerkrankung oder bedingt durch eine Tumortherapie auftreten können. Eine osteoprotektive Therapie verhindert bzw. minimiert skelettale Komplikationen bei ossär metastasiertem Prostatakrebs und ist ebenso obligater Bestandteil einer suffizienten analgetischen Therapie bei Knochenschmerzen.

Ernährung

Quantitative oder qualitative Mangelernährung (d. h. die Mangelversorgung an Mikro- und/oder Makronährstoffen) ist bei Tumorerkrankungen häufig: Bei 40 % aller Tumorpatienten in Abhängigkeit von der Tumorentität liegt zum Zeitpunkt der Diagnosestellung eine Mangelernährung vor. Studien deuten darauf hin, dass ein schlechteres Therapieansprechen, eine höhere Komplikationsrate und eine schlechtere Gesamtprognose die Konsequenz sind. 20 % aller Tumorpatienten versterben nicht am Tumorleiden, sondern an den Folgen der Mangelernährung.

Die Gründe dafür sind vielfältig: Appetitlosigkeit, Geschmacksveränderungen, Mundtrockenheit, schmerzhafte Mundschleimhautentzündungen, Durchfall, Übelkeit und Erbrechen sind Nebenwirkungen der Therapien und führen dazu, dass die Betroffenen weniger essen mögen. Die Therapie von Mangelernährung und Tumorkachexie sollte frühzeitig in die Wege geleitet werden, da der Startpunkt durchaus auch wichtig für die Krankheitsprognose sein kann.

> Mithilfe von Konditionierungskonzepten und ernährungstherapeutischer Betreuung kann der Mangelernährung vorgebeugt werden oder die Ausmaße dieser zumindest eingedämmt werden. In vielen Fällen muss bei den sekundären Ursachen der Mangelernährung angesetzt werden, beispielsweise bei Schmerzen und Übelkeit, die die normale Nahrungsaufnahme verhindern.

In einigen Situationen empfiehlt es sich, schon vor der Entstehung von Mangelernährung präventive Maßnahmen zu ergreifen. Ist beispielsweise eine Operation geplant, die den Gastrointestinaltrakt noch mehrere Wochen beeinträchtigen kann, sollte dementsprechend die künstliche Ernährung eingeleitet werden. Orale Trinknahrung, Sondenernährung und parenterale Ernährung sind die Möglichkeiten, um eine ausreichende Kalorienzufuhr zu gewährleisten. Nach der Operation sollte die künstliche Ernährung weitergeführt werden, solange sie nötig ist (Zopf et al. 2019).

Supportivtherapie und Komplikationsmanagement

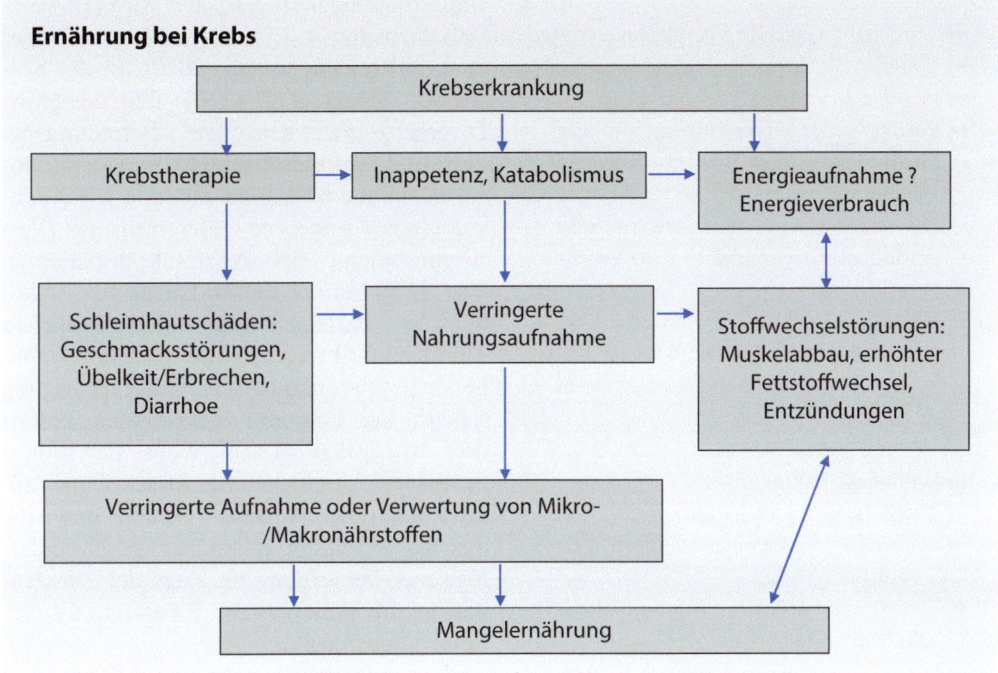

> Der Nachweis, dass eine Ernährungstherapie die Prognose verbessert, konnte allerdings bislang nicht durchgehend geführt werden. Untersuchungen weisen jedoch auf eine Verbesserung der Lebensqualität hin und bilden damit eine Rationale der Ernährungstherapie im Rahmen der Supportivtherapie.

Psychoonkologische Besonderheiten

Viele Krebspatienten kommen im Laufe ihrer Erkrankung an einen Punkt, an dem die emotionale, seelische und körperliche Erschöpfung überhandnimmt.

Patienten im fortgeschrittenen Erkrankungsstadium können unter krankheitsimmanenten Lebensqualitätseinschränkungen wie Schmerzen durch Knochenmetastasen und behandlungsbedingten Problemen wie Hitzewallungen, Übelkeit, Fatigue, Gynäkomastie, Osteoporose, emotionalen Probleme und sexuellen Funktionseinschränkungen leiden, sodass diese in der psychoonkologischen Forschung bislang unterrepräsentierte Patientengruppe in substanziellem Ausmaß in ihrer Lebensqualität beeinträchtigt ist (Eton und Lepore 2002; Lintz et al. 2003).

Studien, die sich mit dem Bedarf an, subjektiven Wunsch nach und Inanspruchnahmeverhalten von psychosozialen Angeboten bei Prostatakrebspatienten beschäftigen, zeigen analog zur psychischen Belastung geringere Raten im Vergleich zu anderen Tumorentitäten (Singer et al. 2010), wofür patientenseitige Gründe und institutionelle Faktoren verantwortlich sein könnten (Lintz et al. 2003; Mehnert et al. 2009).

Mögliche Gründe für die zurückhaltende Inanspruchnahme von psychosozialen Angeboten bei Prostatakrebspatienten
Patientenbedingte Faktoren:
- Stigmatisierungsbefürchtungen

- Vorbehalte gegenüber Psychologen
- Uninformiertheit
- Geschlechtsspezifik
- ausreichende Unterstützung in der Partnerschaft oder durch das soziale Umfeld
- Bevorzugen problemorientierter und emotionsvermeidender Krankheitsverarbeitung
- Wunsch, das Image zu wahren und psychische Belastungen nicht in das außerpartnerschaftliche Bezugssystem zu tragen

Institutionelle Faktoren:
- Nichterkennen des Bedarfs
- vergleichsweise weniger etablierte Versorgungsangebote
- örtlich weit entfernte psychoonkologische Versorgungsstrukturen
- bereits geleistete emotionale Unterstützung durch Ärzte

Zugleich geben mehr als 50 % der Männer bis zu 1 Jahr nach der Prostatabehandlung psychologischen Unterstützungsbedarf an, und 25 % äußern einen hohen Bedarf an Unterstützung bei sexuellen Problemen (Smith et al. 2007). Psychologische, sexuelle und gesundheitsbezogene Informations- und Unterstützungsbedürfnisse sind auch im langjährigen Verlauf vorhanden, insbesondere bei jüngeren Männern, bei Patienten mit niedrigem Bildungsstand und bei fortgeschrittener Erkrankung. Etwa ein Viertel der Patienten äußert Bedarf an psychosozialen Betreuungsangeboten (Lintz et al. 2003; Steginga et al. 2001).

Aus aktuellen nationalen Arbeiten geht hervor, dass der mittels Screeningverfahren ermittelte Behandlungsbedarf bei Prostatakrebspatienten im akutstationären Setting zwischen 39 und 45 % liegt, während der subjektive psychosoziale Unterstützungswunsch geringer eingeschätzt wird (13–33 % Sozialarbeiter, 9–22 % Psychologen; Singer et al. 2010; Zenger et al. 2010). In der Studie von Singer et al. (2010) fällt die große Divergenz zwischen dem Betreuungsbedarf und -wunsch einerseits und der Inanspruchnahme bzw. Bereitstellung psychoonkologischer Angebote andererseits auf (Versorgungsdichte bei Prostatakrebspatienten 2 vs. 11 % bei der Gesamtstichprobe onkologischer Patienten mit unterschiedlichen Tumorerkrankungen). Die ohnehin bestehende psychoonkologische Unterversorgung scheint bei Prostatakrebspatienten besonders ausgeprägt zu sein, wobei der monozentrische Untersuchungsansatz keine allgemeingültigen Aussagen zulässt und sich die Sicherstellung adäquater psychoonkologischer Versorgung im Zuge der Zentrenbildung für Patienten mit Prostatakrebs verbessert haben sollte.

Es existieren mehrere differenzierte Übersichtsarbeiten (Chambers et al. 2011a, b; Cockle-Hearne und Faithfull 2010; Fritzsche et al. 2008; Latini et al. 2009), die die Evidenzlage psychosozialer Interventionen bei Prostatakrebspatienten und ihren Angehörigen zum Inhalt haben und auf die Wirksamkeit psychosozialer therapeutischer Ansätze in Bezug auf Verbesserungen des emotionalen Befindens, der gesundheitsbezogenen allgemeinen Lebensqualität und krankheits- und behandlungsspezifischer Probleme (erektile Dysfunktion, sexuelle Unzufriedenheit, Harninkontinenz, partnerschaftliche Qualität) hinweisen. Es werden vorrangig psychoedukative, kognitiv-verhaltenstherapeutische und Stressbewältigungsstrategien als therapeutische Methoden im einzel-, paar- und gruppentherapeutischen Setting in den Interventionen angewandt. Als wichtige Wirkfaktoren lassen sich der Peer-Charakter der Interventionen (Austausch, emotionale Unterstützung, soziales Eingebundensein und Modelllernen in einer Gruppe gleichsam betroffener Patienten) und die Vermittlung therapeutischer Techniken (Psychoedukation mit Informationen zur Krebserkrankung und Hilfsmöglichkeiten im Umgang mit behandlungsbezogenen Langzeitfolgen, Kommunikationstraining, kognitive Umstrukturierung, Entspannungstechniken, achtsamkeitsbasierte Übungen, verhaltensbezogene Lebensstilveränderungen, sexualtherapeutische Methoden) identifizieren.

Rehabilitation

Die Beeinträchtigungen und funktionellen Ausfälle sind bei Krebserkrankten je nach Tumorerkrankung sowie -stadium und je nach Therapie unterschiedlich ausgeprägt. Bei den operierten Tumorpatienten überwiegen die operativen Folgestörungen. Bei den chemo- und strahlentherapierten Patienten stehen häufig die reversiblen und irreversiblen organspezifischen Spätauswirkungen im Vordergrund. Während die Behandlung akuter reversibler Beschwerden eher eine Aufgabe der Supportivtherapie ist, befasst sich die Rehabilitation vorrangig mit den längerfristigen reversiblen und irreversiblen Funktionsausfällen, sodass metastasierte Prostatakrebspatienten von rehabilitativen Maßnahmen profitieren können (S3-Leitlinie Prostatakarzinom, Leitlinienprogramm Onkologie 2021).

Palliativmedizinische Aspekte

Kurative und palliativmedizinische Aspekte in der Tumortherapie stellen keine starren sektoralen Anteile einer Krebserkrankung dar, sondern gehen bei einem großen Teil der Patienten fließend ineinander über. In Studien konnte gezeigt werden, dass durch den frühen Einsatz von Palliativberatung und Begleitung – parallel zur Systemtherapie – eine Lebensqualitätsverbesserung und -verlängerung erzielt werden konnte (S3-Leitlinie Palliativmedizin, Leitlinienprogramm Onkologie 2020).

Fazit

Die Entwicklung neuer Therapien und Medikamente für Patienten mit Prostatakrebs unterliegt einem dynamischen Wandel, und dies erfordert auch die Anpassung und Entwicklung supportiver uroonkologischer Konzepte. Neben der „klassischen" onkologischen Supportivtherapie müssen auch Pflege, psychoonkologische Betreuung, Ansätze in der integrativen Medizin und der Einfluss des „Lifestyles" bei Krebserkrankungen in die Behandlung integriert werden. Interdisziplinäre supportive Maßnahmen sind somit unverzichtbar für die Durchführung aller uroonkologischen Behandlungskonzepte und -formen.

Literaturempfehlung

Leitlinienprogramm Onkologie (Deutsche Krebsgesellschaft, Deutsche Krebshilfe, AWMF): Supportive Therapie bei onkologischen PatientInnen – Langversion 1.3 (2020) ▶ https://www.leitlinienprogramm-onkologie.de/leitlinien/supportive-therapie/

Literatur

Aapro M, Link H (2008) September 2007 update on EORTC guidelines and anemia management with erythropoiesis-stimulating agents. Oncologist 13(Suppl 3):33–36

Aapro M, Beguin Y, Bokemeyer C, Dicato M, Gascón P, Glaspy J, Hofmann A, Link H, Littlewood T, Ludwig H, Österborg A, Pronzato P, Santini V, Schrijvers D, Stauder R, Jordan K Herrstedt J (2018) Management of anaemia and iron deficiency in patients with cancer: ESMO clinical practice guidelines. Ann Oncol 29(Suppl 4):iv96–iv110

Bennett S, Pigott A, Beller EM, Haines T, Meredith P, Delaney C (2016) Educational interventions for the management of cancer-related fatigue in adults. Cochrane Database Syst Rev (11):CD008144. ▶ https://doi.org/10.1002/14651858.CD008144.pub2

BÄK (2020) Bundesärztekammer: Querschnitts-Leitlinien (BÄK) zur Therapie mit Blutkomponenten und Plasmaderivaten

Chambers SK, Pinnock C, Lepore SJ, Hughes S, O'Connell DL (2011a) A systematic review of psychosocial interventions for men with prostate cancer and their partners. Patient Educ Couns 85(2):e75–88

Chambers SK, Newton RU, Girgis A, Nielsen L, Lepore S, Mihalopoulos C, Gardiner R, Galvão DA, Occhipinti S (2011b) Living with prostate cancer: randomised controlled trial of a multimodal supportive care intervention for men with prostate cancer. BMC Cancer 11:317

Cockle-Hearne J, Faithfull S (2010) Self-management for men surviving prostate cancer: a review of behavioural and psychosocial interventions to understand what strategies can work, for whom and in what circumstances. Psychooncology 19(9):909–922

Davis M, Hui D, Davies A, Ripamonti C, Capela A, DeFeo G, Del Fabbro, Bruera E (2021) MASCC antiemetics in advanced cancer updated guideline. Support Care Cancer 29:8097–8107

Dräger D (2022) Bisphosphonate oder RANK-Liganden-Inhibitoren für Männer mit Prostatakrebs und Knochenmetastasen: Kommentar zur Netzwerkanalyse. Urologie 61:855–859

Dräger DL, Harke NN, Sievert KD, Protzel C, Hakenberg OW (2017) Psychosocial stress in patients with prostate cancer: experiences by using psychooncological screening questionnaires. Urologe A 56(11):1445–2144

Eton DT, Lepore SJ (2002) Prostate cancer and health-related quality of life: a review of the literature. Psychooncology 11(4):307–326

Fritzsche K, Diederich D, Schultze-Seemann W (2008) Psychooncology of prostate carcinoma – psychosocial distress and treatment approaches: a systematic review. Z Psychosom Med Psychother 54(4):329–53

Goh P, Harris K, Napolskikh J, Chow E, Sinclair E, Emmenegger U, Lemon S, Yee A, Wynnychuk L, Myers J, Danjoux C, Ko Y (2007) Bone metastases site group. New multidisciplinary prostate bone metastases clinic: first of its kind in Canada. Curr Oncol 14(1):9–12

Grunberg SM, Warr D, Gralla RJ, Rapoport BL, Hesketh PJ, Jordan K, Espersen BT (2011) Evaluation of new antiemetic agents and definition of antineoplastic agent emetogenicity – state of the art. Support Care Cancer 19(Suppl 1):S43–47

Jakob T, Tesfamariam YM, Macherey S, Kuhr K, Adams A, Monsef I, Heidenreich A, Skoetz N (2020) Bisphosphonates or RANK-ligand-inhibitors for men with prostate cancer and bone metastases: a network meta-analysis. Cochrane Database Syst Rev 2(12):CD013020. ▸ https://doi.org/10.1002/14651858.CD013020.pub2

Journal Onkologie. Highlights vom AGSMO-Jahreskongress 2021. „Supportivtherapie in der Onkologie ist nichtalles – aber ohne Supportivtherapie ist alles nichts". März 2021

Latini DM, Hart SL, Coon DW, Knight SJ (2009) Sexual rehabilitation after localized prostate cancer: current interventions and future directions. Cancer J 15(1):34–40

Lipton RB, Apfel SC, Dutcher JP, Rosenberg R, Kaplan J, Berger A, Einzig AI, Wiernik P, Schaumburg HH (1989) Taxol produces a predominantly sensory neuropathy. Neurology 39:368–373

Lintz K, Moynihan C, Steginga S, Norman A, Eeles R, Huddart R, Dearnaley D, Watson M (2003) Prostate cancer patients' support and psychological care needs: survey from a non-surgical oncology clinic. Psychooncology 12(8):769–783

Ludwig H, Müldür E, Endler G, Hübl W (2013) Prevalence of iron deficiency across different tumors and its association with poor performance status, disease status and anemia. Ann Oncol 24:1886–1892

Ludwig H, Evstatiev R, Kornek G et al (2015) Iron metabolism and iron supplementation in cancer patients. Wien Klin Wochenschr 127:907–919

Marks DH et al (2018) Endocrine therapy-induced alopecia in patients with breast cancer. JAMA Dermatol 154:1465–1472

Mehnert A, Lehmann C, Graefen M, Huland H, Koch U (2009) Psychische Belastungen und Lebensqualität bei Prostatakrebspatienten im Behandlungsverlauf. In: Koch U, Weis J (Hrsg) Psychoonkologie. Eine Disziplin in der Entwicklung. Hogrefe, Göttingen, S 15–27

Leitlinienprogramm Onkologie (Deutsche Krebsgesellschaft, Deutsche Krebshilfe, AWMF) (2020) S3-Leitlinie Supportivtherapie. Leitlinienprogramm Onkologie: Supportive Therapie bei onkologischen PatientInnen, Langversion 1.3. ▸ https://www.leitlinienprogramm-onkologie.de/leitlinien/supportive-therapie/

Leitlinienprogramm Onkologie (Deutsche Krebsgesellschaft, Deutsche Krebshilfe, AWMF) (2020) S3-Leitlinie Palliativmedizin. Palliativmedizin für Patienten mit einer nicht-heilbaren Krebserkrankung, Langversion 2.2. AWMF-Registernummer: 128/001OL. ▸ https://www.leitlinienprogramm-onkologie.de/leitlinien/palliativmedizin/

Leitlinienprogramm Onkologie (Deutsche Krebsgesellschaft, Deutsche Krebshilfe, AWMF) (2021) S3-Leitlinie Prostatakarzinom. S3-Leitlinie Prostatakarzinom, Langversion 6.2. AWMF Registernummer: 043/022OL. ▸ http://www.leitlinienprogramm-onkologie.de/leitlinien/prostatakarzinom/

Schrijvers D, De Samblanx H, Roila F (2010) ESMO guidelines working group: erythropoiesis-stimulating agents in the treatment of anaemia in cancer patients: ESMO clinical practice guidelines for use. Ann Oncol 21:v244–v247

Scotte F et al (2005) Multicenter study of a frozen glove to prevent docetaxel-induced onycholysis and cutaneous toxicity of the hand. J Clin Oncol 23:4424–4429

Scotte F et al (2008) Matched case-control phase 2 study to evaluate the use of a frozen sock to prevent docetaxel-induced onycholysis and cutaneous toxicity of the foot. Cancer 112:1625–1631

Singer S, Das-Munshi J, Brähler E (2010) Prevalence of mental health conditions in cancer patients in acute care – a meta-analysis. Psychooncology 19(Suppl):134–135

Smith DP, Supramaniam R, King MT, Ward J, Berry M, Armstrong BK (2007) Age, health, and education determine supportive care needs of men younger than 70 years with prostate cancer. J Clin Oncol 25(18):2560–2566

Steginga SK, Occhipinti S, Dunn J, Gardiner RA, Heathcote P, Yaxley J (2001) The supportive care needs of men with prostate cancer (2000). Psychooncology 10(1):66–75

Warr D (2014) Prognostic factors for chemotherapy induced nausea and vomiting. Eur J Pharmacol 722:192–196

Zenger M, Lehmann-Laue A, Stolzenburg JU, Schwalenberg T, Ried A, Hinz A (2010) The relationship of quality of life and distress in prostate cancer patients compared to the general population. Psychosoc Med 30:7

Zopf Y, Herrmann HJ, Neurath M, Dejan R (2019) Supportive Therapie: Ernährung und Sport bei onkologischen Patienten. Dtsch Ärztebl 116(23–24):16

Serviceteil

Stichwortverzeichnis – 139

Stichwortverzeichnis

A

Actinium225 95
ADT 110
Alopezie 125
Anämie 121
Anämietherapie 122
Androgendeprivation 40, 64, 78
Androgendeprivationstherapie (ADT) 53, 127
Androgenrezeptor 8, 9
Androgensignalweg 54
Antiandrogene, steroidale 56
Antiandrogene 56
– nicht-steroidale 57
– steroidale 56
Antiandrogene Therapie 8
Antiemetika 120
Antiemetische Substanzen 120

B

BRCA-Mutation 4, 82

C

cancer treatment induced bone loss 110
CHAARTED-Studie 71
Chemohormontherapie 71
– Doubletherapie 72
– Tripletherapie 72
CIN 126
CINV 120
Computertomografie 17
COSMIC-021-Studie 105
CTIBL 110

D

Degarelix 59
Digitale rektale Untersuchung (DRU) 3
DNA-Reparaturdefekte 10
Doubletherapie 72

E

ENRT 31
ENZAMET-Studie 71
Erkrankungsalter, mittleres 3
Ernährung 130, 131

F

Frakturrisiko 111
Früherkennungsuntersuchungen 2

G

GnRH-Agonisten 58

H

Hautveränderungen 125
Hormonantagonisten 59
hormonnaiv 64
Hormontherapie 8, 66
HORRAD-Studie 25
Hypokalzämie 116

I

Immuntherapie 103
Inzidenz 3

K

Kastrationsresistenz 4, 78
Kastrationsspiegel 54
KEYNOTE-199-Studie 104
KEYNOTE-365-Studie 104
Kieferosteonekrose 115
Knochenmetastasen 33, 45
Kölner Konzept 43

L

LATITUDE-Studie 66
Leitlinie 3
LHRH-Agonisten 58
Liganden, therapeutische 95
Lokale Therapie 40
LuPSMA-Studie 96
Lutetium-177 95
Lymphknotenbefall 28
Lymphknotenmetastasen 46
Lymphnotenmetastasen 31

M

Magnetresonanztomografie 18
MAGNITUDE-Studie 84, 103
Mangelernährung 130
Metachrone oligometastasierte Erkrankung 27
Metastasenresektion 45
Metastasiertes, hormonsensitives Prostatakarzinom (mHSPC) 78, 85
Metastasiertes, kastrationsresistentes Prostatakarzinom (mCRPC) 4, 78
mHNPC 64
mHSPC 64
Mukositis 125
Mutationsanalyse 3

N

Nebenwirkungen 120
Neuroendokrines Prostatakarzinom 11
Neurotoxizität 126
Neutropenie 123
New Hormonal Agents (NHA) 79
Nierenschädigung 115

O

Oligometastasierung 26
Orchiektomie 55
ORIOLE-Studie 28
Osteoporose 110
Osteoporotische Dosierung 112
Osteoporotische Fraktur 112
Osteoprotektion 112, 129

P

Palliativmedizin 133
Paravasate 126
Paravasate-Notfallset 127
PARP-Inhibitoren 82, 102
PEACE-1-Studie 73
PET-CT 18
Prävalenz 4
Präzisionsonkologie 102
PROFOUND Studie 102
PROpel-Studie 103
Prostatakarzinom 2
– Epidemiologie 2
– hormonnaives 64
– hormonsensitives 64
– kastrationsresistentes 64
– metastasiertes kastrationsresistentes 78
Prostataspezifisches Antigen (PSA) 2
– Früherkennung/Screening 2
Prostataspezifisches Membranantigen (PSMA) 84, 94
PSA-Screening 2
PSMA 84, 94
Psychoonkologie 131

R

Radioliganden 94
Radioligandentherapie 19, 84, 94
Radionuklid, therapeutisches 95
Radium-223 85
Rehabilitation 133
Relugolix 59
Re-Staging 20
Rezidiv 28

S

SABR-COMET-Studie 28
Salvage-Therapie 28
Schmerztherapie 128
Skelettszintigrafie 16
Splice-Varianten 9
Splicing 9
Sport 128
SRE 114
Staging 16
STAMPEDE-Studie 25, 41, 66
Standardaufnahmewert 95
Strahlentherapie 24
– perkutane 26
– zytoreduktive 24
Supportivtherapie 120
Systemtherapie 127

T

TALAPRO-2-Studie 84
Targeted Therapie 102
Taxan-basierte Chemotherapie (CTX) 81
TERRAIN-Studie 58
Testosteronsenkende Therapie 55
Testosteronspiegel 54
TheraP-Studie 85, 96

Stichwortverzeichnis

TITAN-Studie 71
Tripletherapie 72
TRITON-Studie 82
Tyrosinkinaseinhibitor 105

U

Übelkeit 120

V

VISION-Studie 96
viszerale Metastasen 45
Vortherapie 86

W

WHO-Schmerzschema 128

X

Xerostomie 98

Z

zRPE 41
zytoreduktive radikale Prostatektomie 41

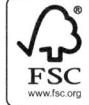

MIX
Papier aus verantwortungsvollen Quellen
Paper from responsible sources
FSC® C105338

If you have any concerns about our products,
you can contact us on
ProductSafety@springernature.com

In case Publisher is established outside the EU,
the EU authorized representative is:
**Springer Nature Customer Service Center GmbH
Europaplatz 3, 69115 Heidelberg, Germany**

Printed by Libri Plureos GmbH
in Hamburg, Germany